以為長大就會好了

幸運的人用童年治癒一生，
不幸的人用一生治癒童年

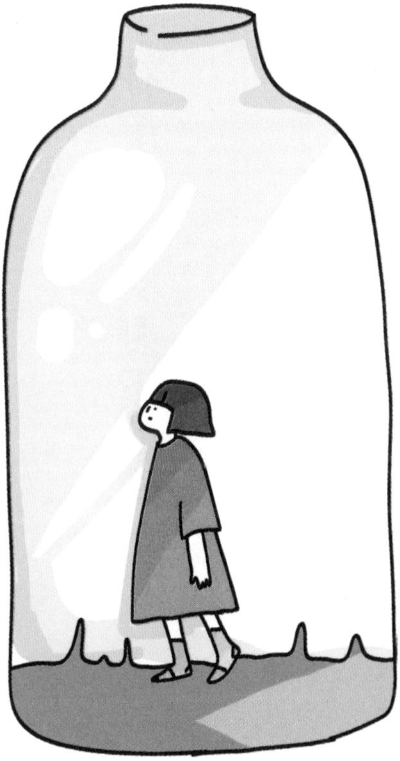

精神科權威醫生
金惠男・朴鐘錫 著
何汲 譯
有隻兔子 繪圖

給燃燒殆盡，什麼都沒有剩下的你

你是否找到與自己和解的方法？
你是否懷疑自己擁有幸福的資格？
憂鬱不是深不見底的洞穴，而是隧道。

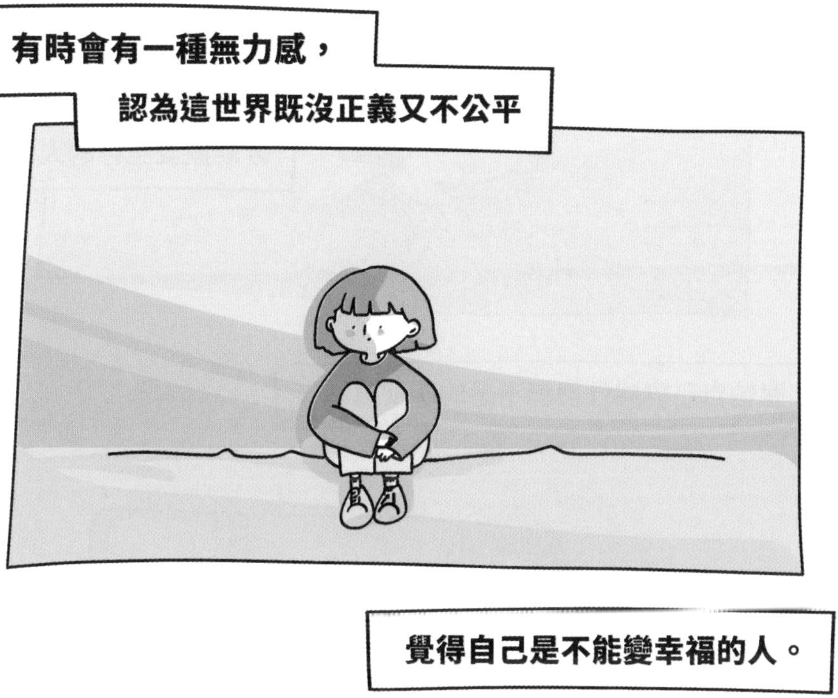
有時會有一種無力感，
認為這世界既沒正義又不公平
覺得自己是不能變幸福的人。

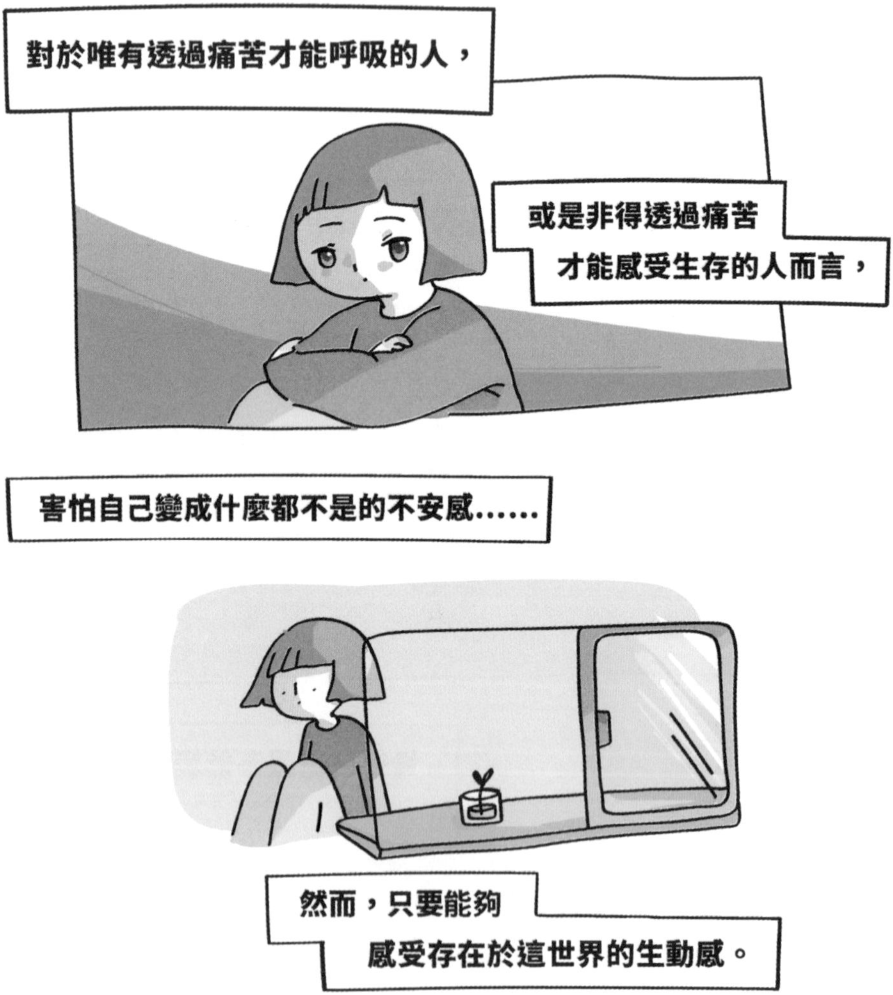
對於唯有透過痛苦才能呼吸的人，
或是非得透過痛苦
才能感受生存的人而言，
害怕自己變成什麼都不是的不安感……
然而，只要能夠
感受存在於這世界的生動感。

幸福是我們的權利。

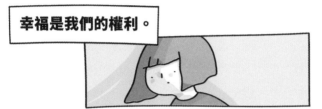

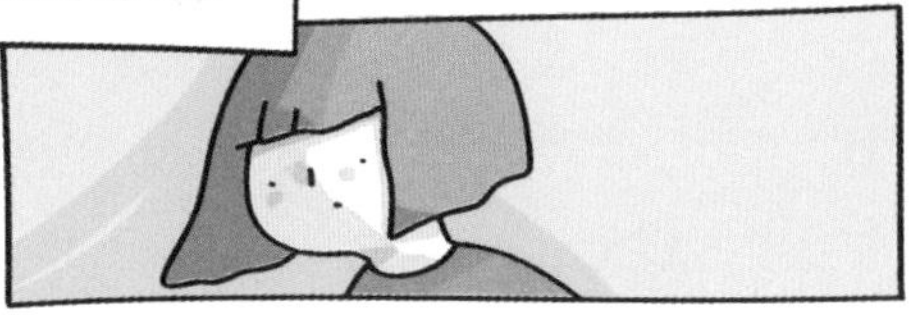

即使殘存著童年的不幸記憶，

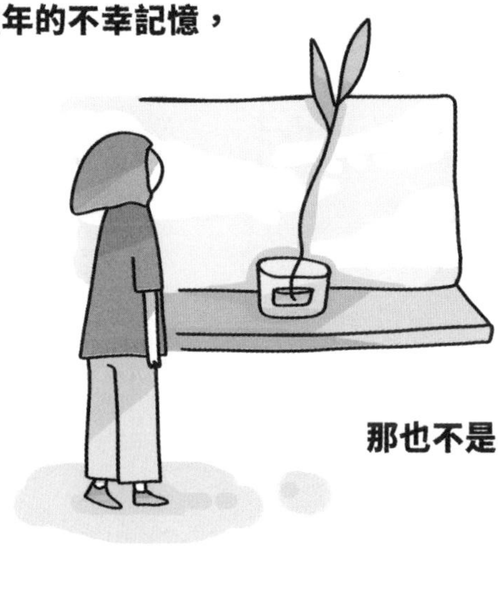

那也不是自己的錯。

所謂的人生，就是會發生各種無法理解、

不可思議的事情。

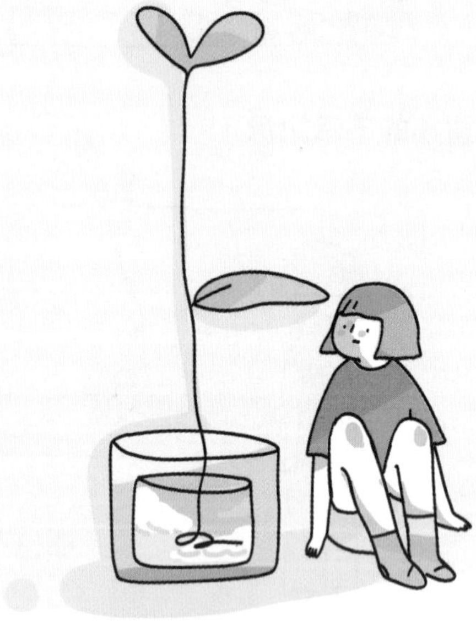

克服這些事情，

找到幸福，關鍵就在於自己。

給就算放假也不會休息的你

你是否長時間在生活中壓抑自己？
你是否無法坦誠自己真的很累，
很疲倦了？

明明躺在床上舒適地休息著

但不知怎麼回事，

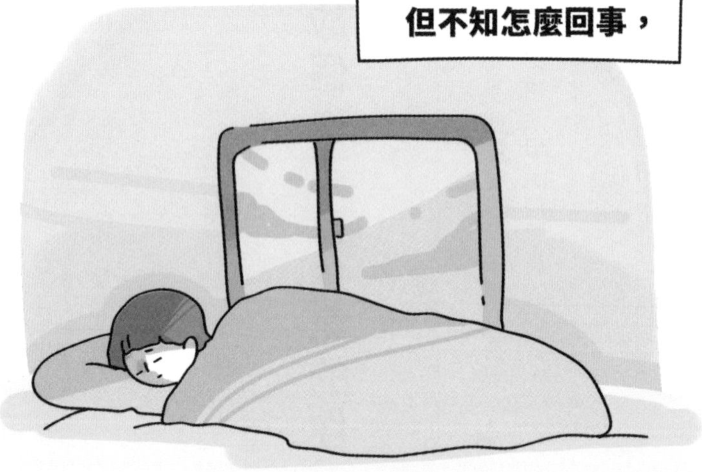

腦袋運轉得比工作時更加忙碌。

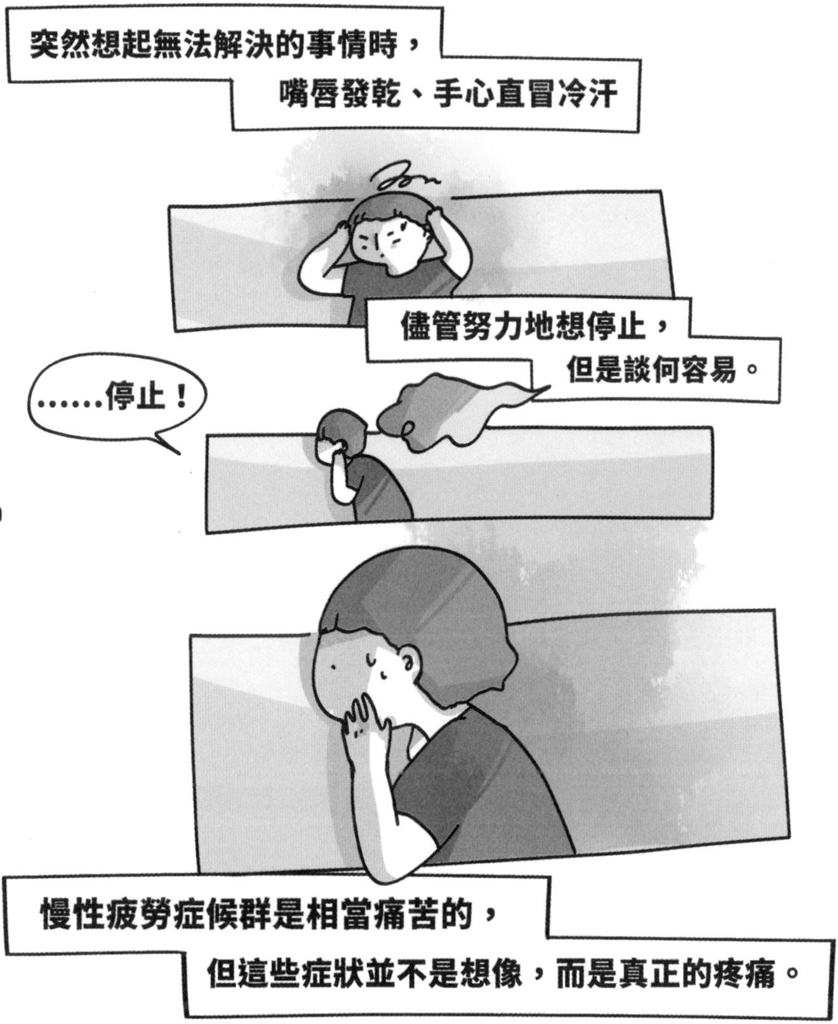
突然想起無法解決的事情時，
嘴唇發乾、手心直冒冷汗
儘管努力地想停止，
但是談何容易。
……停止！
慢性疲勞症候群是相當痛苦的，
但這些症狀並不是想像，而是真正的疼痛。

無論多麼巨大的痛苦和悲傷，
人類都有戰勝它的力量。

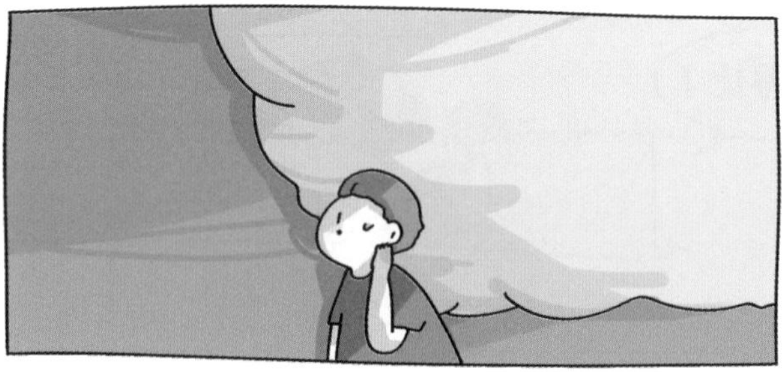

對自己的信任與自信心
是戰勝所有疾病的基礎。

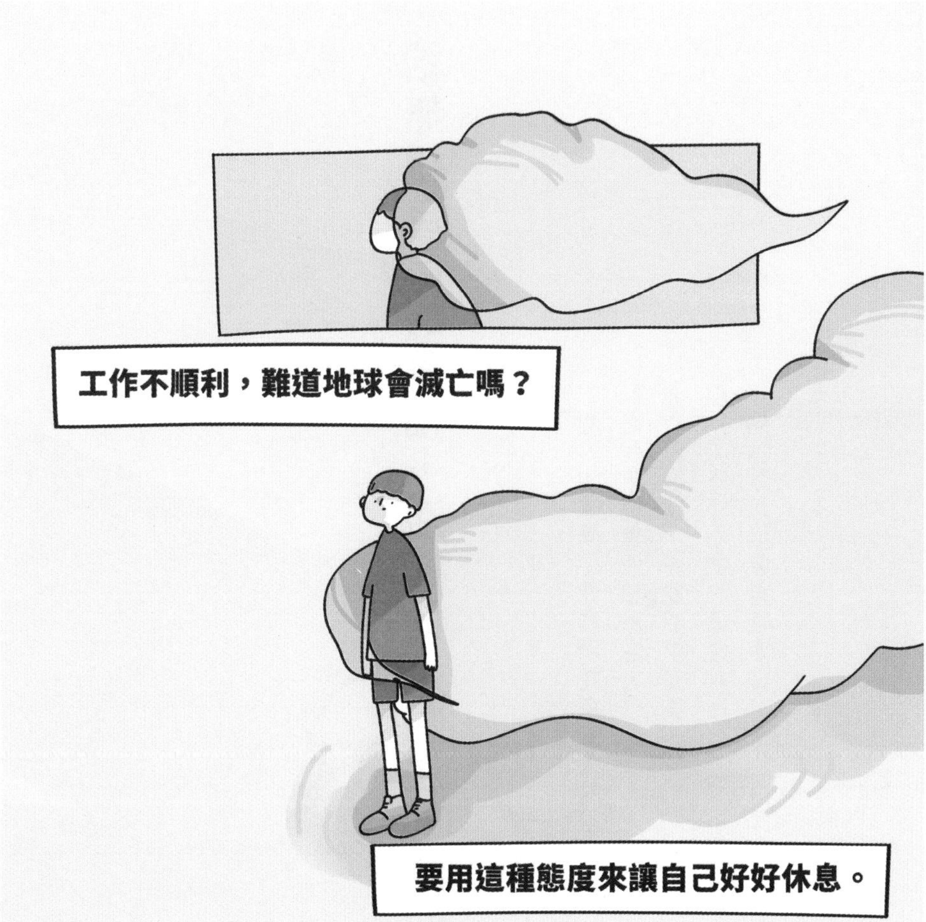
工作不順利，難道地球會滅亡嗎？
要用這種態度來讓自己好好休息。

給無視自己的幸福，活在他人關注下的你

一個人的時候，你特別在意別人的眼光，
獨處就感到焦慮和恐懼。
你心思敏感，處處要求完美，
但別人不小心的一個眼神，
一句話就可以完全否定你。

在錯誤的自戀及炫耀欲，
以別人的眼光來評估自己的人生。

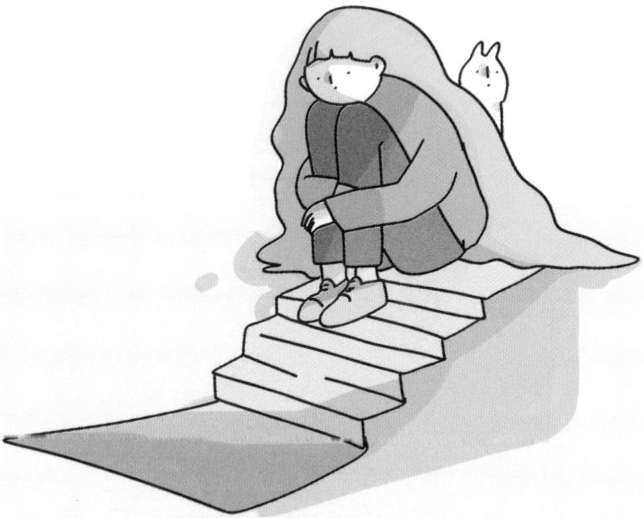

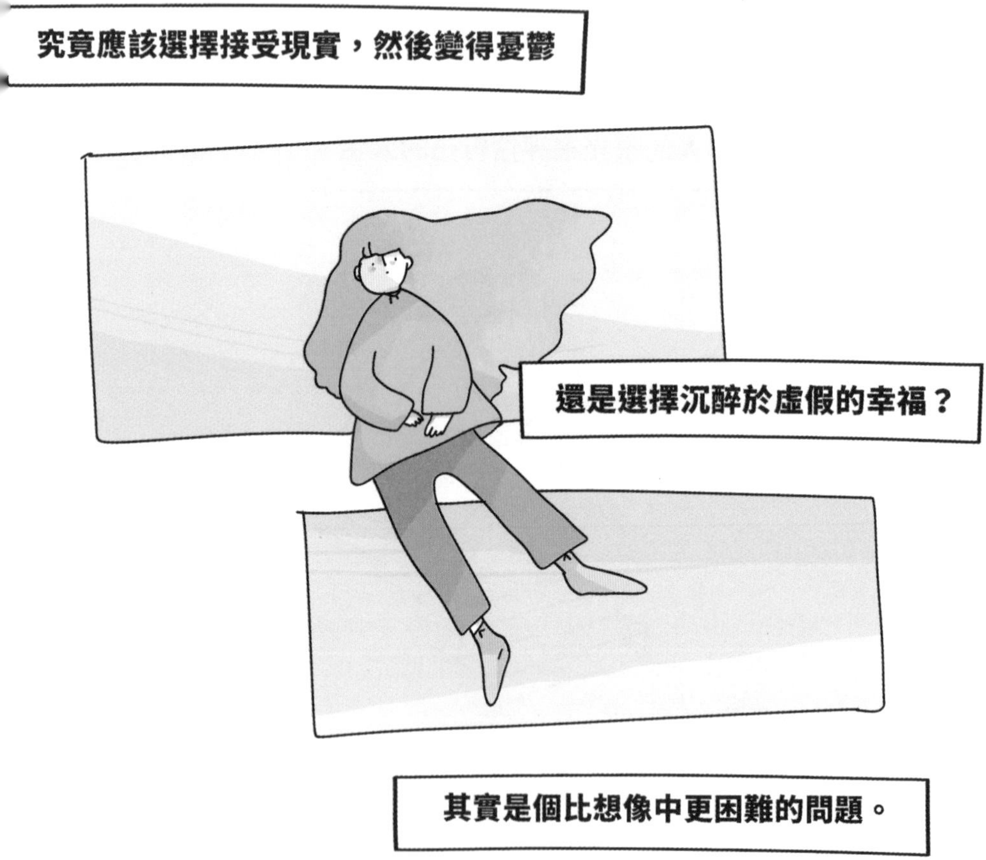
究竟應該選擇接受現實，然後變得憂鬱
還是選擇沉醉於虛假的幸福？
其實是個比想像中更困難的問題。

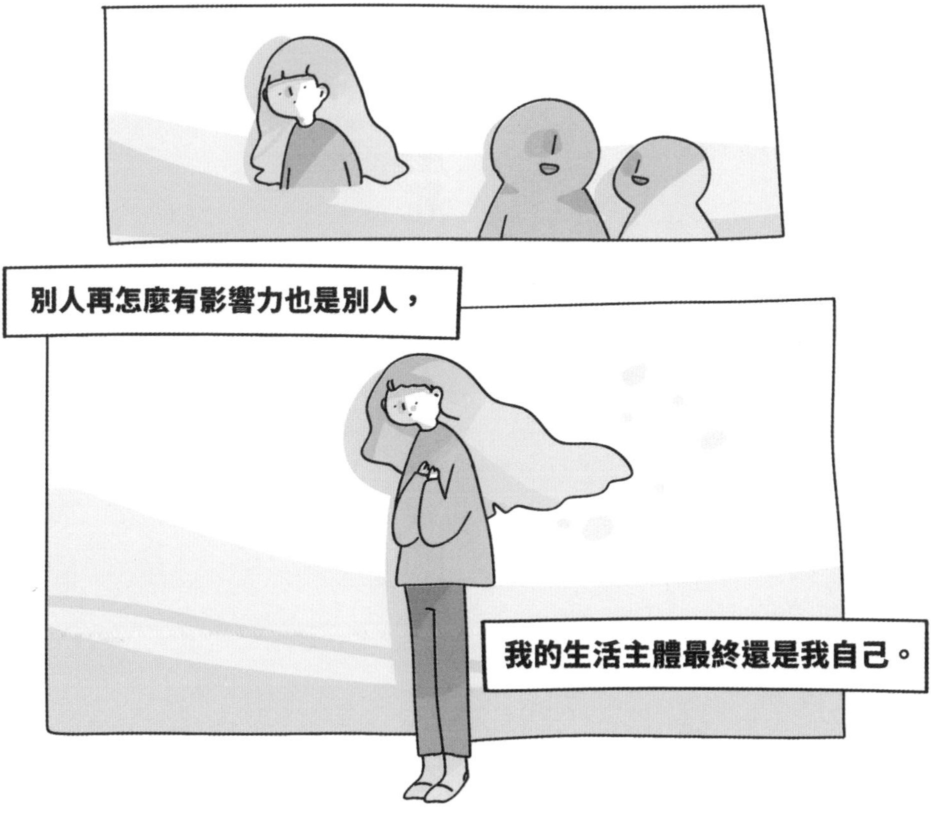
別人再怎麼有影響力也是別人，
我的生活主體最終還是我自己。

給再怎麼難過也不會流淚的你

你多久沒有流眼淚了？
你最近一次哭是什麼時候？
流眼淚是丟臉，懦弱的表現嗎？

你在哭嗎？
我沒有哭。
唉，你哭了吧？

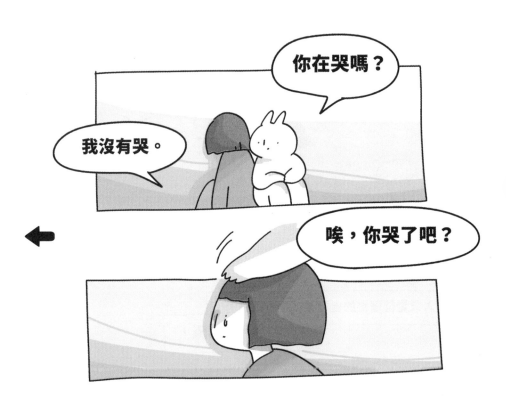

那樣藏著眼淚，忍住哭泣之後，

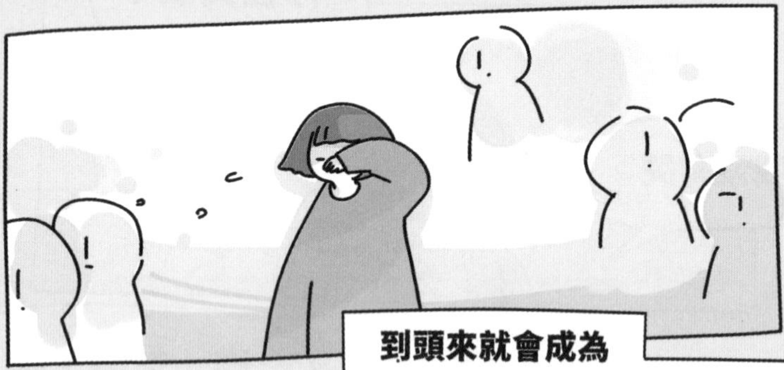

到頭來就會成為
想哭也哭不出來的大人了……

周圍的人只覺得這樣的自己很冷漠、很強勢，
但是任誰也無法知道，

內心深處那個脆弱的孩子，
是多麼害怕，且獨自悲傷

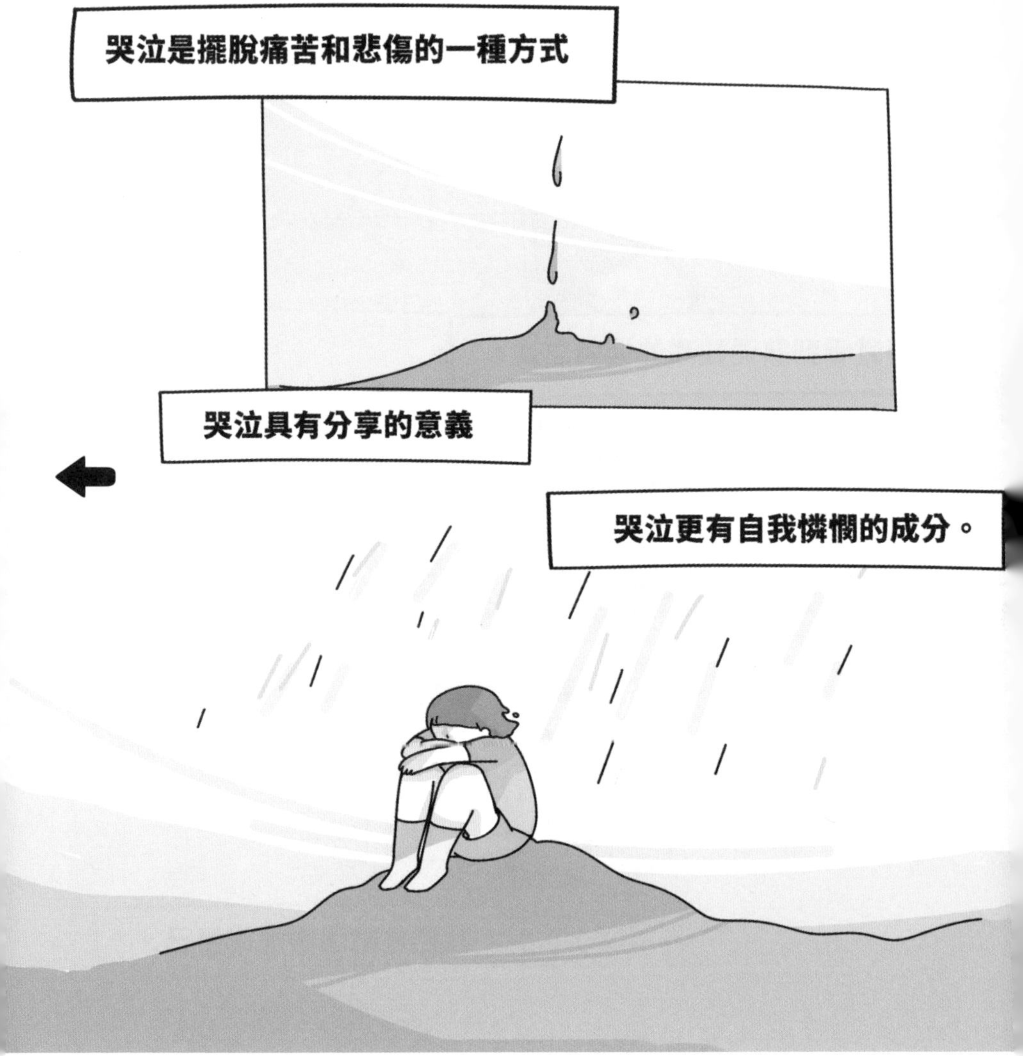
哭泣是擺脫痛苦和悲傷的一種方式
哭泣具有分享的意義
哭泣更有自我憐憫的成分。

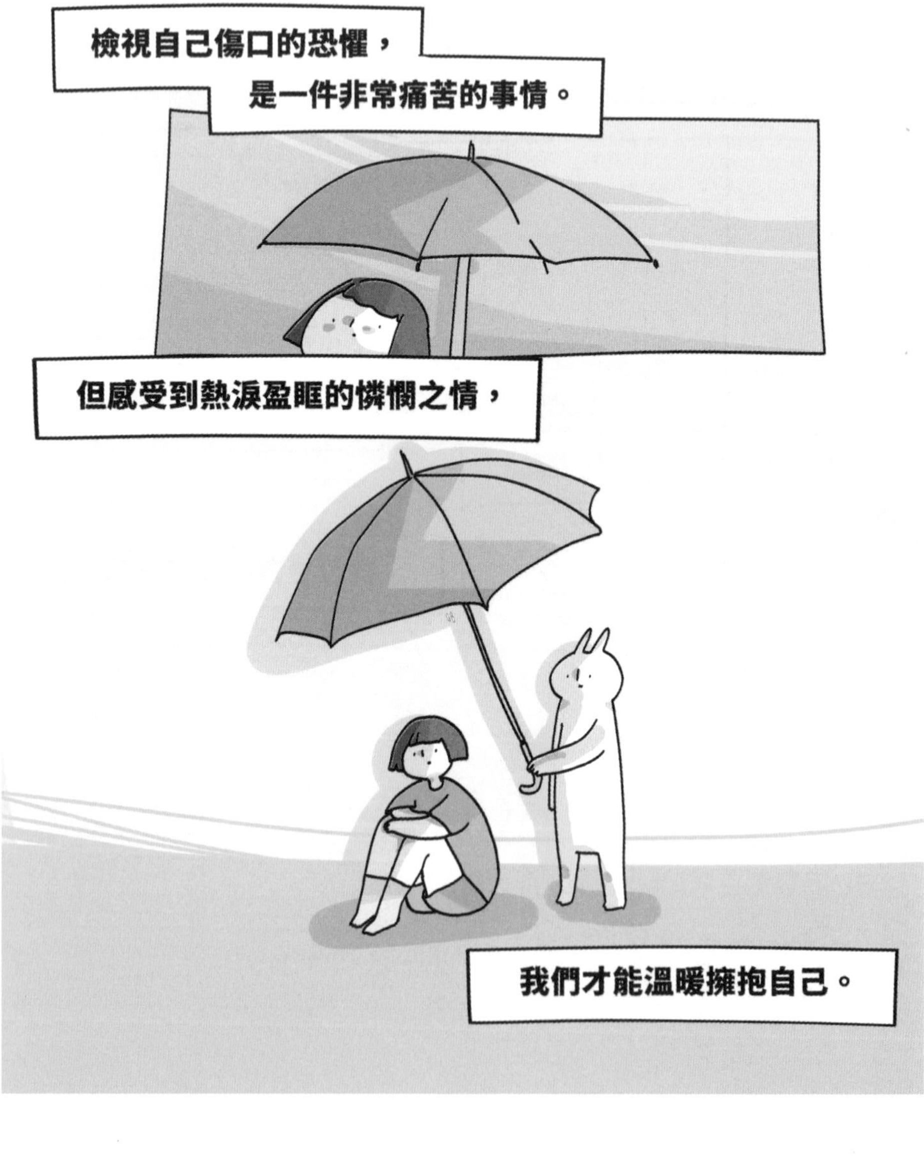
檢視自己傷口的恐懼，
是一件非常痛苦的事情。
但感受到熱淚盈眶的憐憫之情，
我們才能溫暖擁抱自己。

很多人以為長大後，
就會變成一個成熟的大人，
但每個人心中存在的小男孩小女孩是不是也一起長大了？

回到小時候的自己，
聽聽在心中的那個小男孩與小女孩，
當時哪裡受傷了？
哪裡被忽視了？
哪裡需要被愛？
找到小時候的自己，
然後跟那個自己說再見……

〔推薦①〕

外表長大了，不代表內心成長了

重點就在括號裡

看到《以為長大就會好了》這個書名，第一個想到的是，幾年前女演員吉高由里子上綜藝節目，製作單位準備了她小時候的照片，那張照片裡面的小女孩看起來無精打采，消極得有點讓人覺得低迷，吉高由里子就說：「我當時不喜歡人類也討厭大人，但等到發覺的時候，我也已經成長到被別人叫做大人的那個年紀了，沒辦法，就只好這樣一點點地接受他人，而且也必須要接受這樣的自己了。」當時看到她這幾句話，覺得說得真是太準確了。

因除了費茲傑羅筆下的班傑明以外，我們的肉身會隨著時間的流動而逐步成長。變高了、變胖了、頭髮長了、鞋子穿不下了，這些是外表上的變化，但是我們卻看不見心靈上的成長，就算外表已經成了大人，內心裡也許還是那個小男孩或小女孩，但因為外貌已經長成如此，也只好「一點點地接受」，即便內心的孩子是比外貌那個成熟男人或女性還要更易碎、更纖細的存在。心靈上的成長除了透過知識的增長，我們對於人類的基本認知，大多都是在組成社會的最基礎單位——家庭，我們從家人之間的相處而學習，父親與母親，兄弟與姊妹，他們的言行舉止，看待你的態度，這些互動都會轉變成我們怎麼應對這個社會的基礎。

在《以為長大就會好了》裡，金惠男及朴鐘錫醫師用淺白的敘述，以及彷彿在我們生活周遭就能看見的各種案例，舉出我們時常聽見，但未必真正瞭解的精神疾病，更或者是——在我們生活裡時常容易出現的情緒波動，竟也是一種症狀。記得阿德勒曾經說過：「幸運的人用童年治癒一生，不幸的人用一生治癒童年。」這句話竟也跟《以為長大就會好了》這個書名，以及書中舉出的案例會分析到「童年」這個關鍵點殊途同歸。

比方說書裡舉例，大考前一天容易引起的焦慮「恐慌障礙」，並非是日常生活裡突然變成焦點的「舞台恐懼症」，而是過度壓抑，是長期累積的壓力在最後一刻爆發，像滿溢的水杯再也裝不下。而這樣的焦慮，在我們的人生過程裡是容易出現的情緒，「完蛋了我一定會失敗」的負面思考，這樣的症狀並不是如肉體疲勞，只要睡一覺就會好，如果不注重、不在意，草率應對後，它會是影響一生的疾病。

大腦是太精細的器官，它細緻地被縮在人體有限的空間裡，它的大小會隨著肉體而成長，而在腦裡面的一切——人格、心靈、想法的視野，卻是遠遠比這個約二十公分的頭顱範圍還要大上千萬倍。但就是這麼精密卻小、廣闊而大的世界裡，憂鬱、怨恨、無力感、自我譴責，這些負面情緒在腦海裡與快樂那些正面情緒，只有一線之隔。無法理解的人，難以想像為什麼會有這些精神疾病？不就只需要轉念一想就好了嗎？為什麼要這麼侷限在這些負面思考？但其實並沒有這麼簡單。

這就是這本書可貴的地方，它用簡單的字句講出那些我們所認定的負面思考，並告訴讀者這一切都有所循，金惠男醫師說：「憂鬱的反義詞不是幸福，而是生動感。活著就要動，每天一點一滴的變化，才是擺脫憂鬱的唯一方法。」無論是外表成熟的大人，或是在腦裡、心靈裡的那個小孩，活著便是一種成長，透過累積、透過找到自己的生活，最後得到的收穫，也許這才是長大，也會是真正的成長吧。

關於重點就在括號裡：經營臉書專頁「重點就在括號裡」，座右銘為村上春樹的「只要十個人中有一個人成為常客，生意就能做起來。」

〔推薦②〕

時間真的有療癒的魔力嗎？

諮商心理師　胡展誥

人類啊，大概是世界上最擅長打擊自己、創造出負面思考的生物。

你是否曾經這樣想過：

「那些工作穩定、薪資優渥、課業表現良好，甚至是含著金湯匙出生的人生勝利組，大概不會理解我這種人的憂鬱或困擾吧？」

「唉！眾生皆幸福，唯獨我悲慘。這世界真是太不公平了。」

但真的是這樣嗎？

我在許多頂尖大學研究所或企業演講時，邀請台下的聽眾寫出生活中的壓力源。照理說，這些在課業或成就上的佼佼者，遇到的困擾應該比其他人少、也過得很幸福吧？但他們寫出來的壓力卻是擠滿了整張紙的版面。似乎不管是什麼樣的人，都會有自己的壓力與困擾。

接下來我請他們把自己的壓力貼在黑板上，並且找人上台將這些壓力源加以分類。幾分鐘後，原本眼花撩亂的壓力事件像是妥善整理過的文件，被歸類成四到五個類別，這麼做之後就能發現，所謂的煩惱，其實沒有我們想像得這麼複雜。而且別人也擁有與我們相似的困擾，只是，我們往往只注意到別人過得美好的一面，從而顯得自己特別憂鬱與黑暗。

最後我會再邀請幾位聽眾上台，將這些壓力事件區分成「可解決」與「無法解決」兩類。此時有趣的現象就出現了：有些事件之所以帶給他人壓力，經常是因為解決不了。但當他人在分類時，卻將這個被認為解決不了的事件移動到「可解決」的類別。這也意味著那些困住我們、被我們認為無解的問題，有時候其實是有因應之道的，只是我們的觀點或許有所侷限，因而將自己困在負面的情緒裡。

這也是本書想傳遞的重要概念：「憂鬱不是洞穴，而是隧道。」

或許處在恐慌、焦慮、憂鬱，甚至是強迫意念與行為中的你，總覺得自己快被這些痛苦的情緒所吞噬、就快要失去生活的力量了。這種情況絕對不是旁人一句「不要想太多」就能夠沒事的。這些症狀的出現有許多原因相互交雜：生理因素、認知模式、因應情緒的模式、人際互動品質等等。這些因素環環相扣、相互影響。

然而也因為這樣，如果能夠找出其中的一個因素加以治療、處理，就可能會連帶著影響其他面向，讓情緒趨於平穩，幫認知打造一條更有建設性的思考脈絡，也能感受到對自己與對生活的希望感。

而這一切，需要你正視自己的狀況，不要閃躲、也不需要因為這些症狀對自己加以汙名化。「症狀」本身是一種訊息，它正在告訴你：「你的生活或身體出現一些狀況了，需要好好調整呀！」而我們要做的就是好好地收下這些訊息，並且找尋適當的資源來幫助自己。

是的，我相信你並不好受，甚至覺得自己是委屈的。但即便如此我還是要鼓勵你：如果想要讓自己好起來，還是得去做一些有益的事情來幫助自己。就如同這本書的書名《以為長大就會好了》，時間並沒有療癒的效果，相反地，帶著讓自己痛苦的思考模式或人際互動成長的我們，如果沒有改變，事情也不會有好轉的可能性，情緒當然也會持續受到影響。

我已經先一步幫你們看完這本書了。

好消息是，裡頭沒有艱深難懂的心理學理論、沒有遙不可及的道理或說教，身為精神科醫師的作者用平易近人的口吻帶著你瞭解自己的情緒。讀這一本書像是開啟一趟輕鬆的旅行，你將會在許多片刻看見與自己生活如此貼近的現象，作者偶爾也會邀請你坐下來休息片刻，以他豐富的臨床經驗告訴你因應的策略。而你將會在這段旅程中，逐漸獲得幫助自己過得更輕鬆、更健康的態度與方式。

關於胡展誥：喜歡說故事，每一年都有超過百場講座與課程。專長：兒童與青少年議題、親職教育、人際議題、壓力調適。著作：《修補生命的洞——從原生家庭出發，為童年療傷》（寶瓶出版）等書。

〔推薦③〕

直視深淵

故事作家　狼焉

台灣每年有約二百五十萬人前往身心科門診就醫，但更多的是這冰山一角以外，許多人基於恐懼或不瞭解，不願正視自己生病受傷的情緒。

這本書帶我們直視深淵，將藏掖於心的憂慮，慢慢說給我們聽。

〔推薦④〕

不是誰的錯

網路作家　忘遇珍

在閱讀這本書的過程，很奇妙。大概就像是有人拿著鋤頭往土裡鑿，而土裡埋著的人是自己，包含那些黑洞般的負面情緒，過程中可能會因為被鋤頭觸碰到而感到疼痛，但當見到陽光的那一刻，卻覺得舒暢無比。

現今的社會對精神科的疾病大多還是抱有偏見，甚至不願意去瞭解，更甚至會回頭來責怪那些生病的心靈，但他們錯了嗎？答案是否定的，如果可以誰想要生病呢？這本書可以幫助那些對生命失去熱情的你，不要責怪自己、不要否定自己，生病從不是誰的錯，更不會是你的錯。

每個人心底都有一個黑洞，大小不同、深度不同，處理情緒的方式也不同，唯有去面對並且使用對的方法，才能好好地與這個黑洞並存，然後繼續走下去，希望這本書，可以幫助你們探索內心的那個黑洞。

〔推薦⑤〕

慢慢好起來

IG作家　無NONNO

我們在容易一轉眼就踩空的世界裡浮沉著，一些看似微不足道的刮傷，在我們心裡成了摳不掉的結痂，後來，長成一堵牆。

如果你也曾為了生活的憂鬱感到無助，如果也試著拆掉那堵讓你透不過氣的牆，無法日曬的霧，讓《以為長大就會好了》陪還沒準備好面對長大後世界的你，慢慢好起來。

目錄 CONTENTS

你好，我的憂鬱啊！

人生在世，總會遇到哪怕是芝麻小事也會讓人感到憂鬱的時刻。驀然地從鏡子所反射出的臉龐上發現皺紋時、朋友說出心裡難過的話時、初雪那天身旁沒有戀人時，憂鬱都可能找上我們。此外，遭遇委屈的事情時、曾經相愛的人離開時、在已經斷水斷電的房子裡，看著空無一物的錢包時，諸如這種面臨相當嚴重的事態之際，也會使我們感到憂鬱。

憂鬱是人生的多重面貌之一。當工作不如意時，在人際之間受到傷害時，或是覺得自己已經瀕臨極限之際，在生命中的每個瞬間，都會感受到讓人憂鬱的情緒。但是，這種憂鬱也是人生在世，當面對不得不正視的挫折時，從內在理解和克服這些挫折的一個過程。這種憂鬱雖然痛苦，但也是正常的情緒反應，而且隨著時間或情況的改變，當時的憂鬱感自然也會消失得無影無蹤。

我們應該多加關注及用心撫慰的是，更深層、更持續性的憂鬱。那種鬱鬱寡歡到甚至連話都說不出來，感到無能為力和對自己的人生失去憧憬，而陷入絕望的憂鬱。對此，我們稱之為「憂鬱症」。

「我現在是最悲慘的人。如果能將我的感受分送給全世界的人，那麼這個地球上就沒有半張開心的臉了。我不知道自己會不會好轉，但是有種不祥的預感，認為沒有這種好事。繼續保持現狀是不可能的。不是死路一條，就是發生在我身上的事情好轉起來。」

這是美國林肯總統罹患憂鬱症期間，寫下的自述心情的文章。據說林肯患了大半輩子憂鬱症。

從林肯的文章中也可以看出，憂鬱症是非常痛苦的疾病。環顧四周也看不到逃生口，只有黑漆漆的一片，連隨心所欲地移動一下自己的身體都做不到。所有思維和身體的功能都像發動機熄火一般，陷入靜止狀態，所有精神和肉體的功能，也都像慢鏡頭似的緩慢運轉。英國著名科學家路易士．沃爾伯特（Lewis Wolpert）在《藍色的曙光：走出惡性憂傷》（Malignant Sadness）一書中，對於這種憂鬱症的痛苦描述如下：

「那是我人生中最糟糕的經歷。這比看著妻子死於癌症的模樣，更令人難受。承認憂鬱症比面對妻子的死亡更為痛苦，似乎有點可恥，但卻是如假包換的事實。」

憂鬱症會將我們推向痛苦的極限，除非身為憂鬱症患者，否則我們根本無法想像這種痛苦。因此，路易士．沃爾伯特才會坦白地說出：「雖然很不好意思，但那比看著妻子死於癌症還要痛苦。」

在世界衛生組織所選出的困擾人類最可怕疾病中，憂鬱症排名第四。再加上全球人口每五名中就有一名患有憂鬱症，可以說是蔓延甚廣的疾病。因此，任何人都可能屬於其中一人。即便是再強壯、再富有、再帥氣的人，都可能罹患憂鬱症，這個人也可能就是我自己。

如果得了憂鬱症，就會對世界上所有事物失去興趣，無法感受到快樂，而感到無限的抑鬱。即使面對平時喜歡的食物也食不知味，看著別人看得捧腹大笑的電影，不僅不覺得有趣，連笑點為何都不知道，也就是說身體和心靈的能量都下降至沒有任何感覺。

憂鬱症並不僅僅侷限於憂鬱感。患有憂鬱症的人除了具有對自己和世界持否定態度的負面思考特性，而且還會表現出莫名的負罪感，以及自己有罪的犯罪妄想症，甚或出現無價值感或認為自己非常貧乏、一無是處，什麼也沒留下的貧困妄想症。有時還會出現認為自己染上不治之症的身體妄想症。更有甚者，憂鬱症有可能以身心症、產後憂鬱症、高三症候群、大四症候群、主婦憂鬱症、空巢期症候群、季節性憂鬱症、中年憂鬱症、假性憂鬱症等多種形態出現。因此，必須進行專業性的治療。

許多人對精神疾病有很深的排斥感與偏見，我們會自然地建議身體不適的人去醫院就診，但是當人們出現感到心痛或抑鬱的症狀時，卻不會嚴肅地看待，反而把它歸結為個性或意志問題。此外，對於精神醫學的偏見也很嚴重。精神科往往被視為只有所謂的「瘋子」才會去的科別，因為擔心被別人看到自己上精神科，所以絕對不會去住家附近的醫院就診。還有「吃了精神科的藥就會中毒，變成傻瓜。」「一旦上精神科，紀錄就會伴隨一生。」等錯誤的迷信，更加激發人的恐懼。

無論多麼嚴重的憂鬱症，都只是一種疾病而已。就算症狀嚴重，只要快速診斷和正確治療，最終都可以恢復，也有完全治癒的可能性。因此，就像我們在感染肺炎時，會去醫院吃藥治療一樣，「心理重感冒」的憂鬱症也不應該掩飾或拖延，而要積極地接受治療。

如果憂鬱症開始接受治療，大部分患者在三個月內就會好轉，就能看到彷彿再也見不到的陽光閃耀和清風拂面的世界，再次見到鄰居溫暖的微笑，並且學會對小事也能心存感恩的方法，然後可以重新開始探索世界之旅。但是如果放任不管，憂鬱症就會長期滯留在我們身邊。這段期間的極度痛苦，會導致一個人變得頹廢，造成心理和社會的併發症，其中自殺的危險性尤為嚴重。

憂鬱症顯然是一種可以治療的疾病，宛如地獄般的黑暗必定會有盡頭。所以，即使現在痛苦得半死，也要相信自己的憂鬱症一定會好轉，可以重新回到原貌，這是醫學上已經得到證明的事實。

憂鬱症不是深不見底的洞穴，而是隧道。況且那個隧道的盡頭，還有明亮的陽光等待著我。因此，無論多麼飽受折磨和痛苦，只要不放棄希望，終究會否極泰來。然後就可以再次感受到鮮活的熱情，能夠依照自己的意志去思考及行動，感受到用雙腳站立，以腳底接觸土地的氣息，也得以重啟暫時中斷的人生旅程。所以，在人生的某個瞬間感到憂鬱時，切莫驚慌失措，應該堂堂正正地面對它，唯有如此，才能健康地告別憂鬱。

二〇一九年五月　金惠男

金惠男 朴鐘錫

憂鬱的人，想法順著黑暗的水流／憂鬱症

水具有持續往下流的屬性。水從高處流到低處，如此匯聚而成的水力，便足以穿透土地形成水路。當這條水路朝向一處流淌時，就形成了溪水及河流。一旦形成了河道，就不必再擔心水的來源，因為只要順著河道流淌就行了。

想要改變已經固定的河道，是非常困難的事。形成河道的河流不會輕易改變，而會持續承載著下一道水流。我們的思路也宛如河道一般，也是順著聯想而流動。當我們的大腦受到某種刺激時，將如何去接受和理解它，取決於大腦對刺激的聯想流向何方。而且從小開始，我們有意無意間所累積的經驗，將成為決定其方向的一種資料庫。也就是說，人生的過程中反覆積累的經驗，將成為我們理解世界萬象的重要指標。

值得慶幸的是，學會積極、溫暖地理解世界和自己的人，在受到某種刺激時，思維的聯想會朝著積極的方向流動。然而，那些**從小開始就因大大小小的創傷和痛苦而消極看待世界的人，則會以一連串的負面法則來解釋和認知自己所遭遇到的一切**。就像年幼時毫無希望、軟弱無能的記憶一樣，認為自己現在也會如此，而預先判斷。因此，他的世界和未來必然是灰暗且陰鬱的，在這個悲觀而沒有希望的世界裡，他註定會像痛苦的童年那般，變得無能為力和憂鬱不已。

◑上班遲到就如臨死期，憂鬱的振英

進入公司五年的上班族振英，今天也勉強地睜開了眼睛。看一看錶，是上班前十五分鐘。狼吞虎嚥地只洗了把臉就想叫計程車，偏偏今天老是叫不到空的計程車。他一邊努力地叫車，一邊在心裡嘀咕著說：「我果然運氣很背。」好不容易才攔到一輛計程車，搭上車後，腦海中卻浮現出主管扯著喉嚨喊著：「公司是你的遊樂園嗎？居然遲到！」的嘴臉，今天一整天真不知如何度過。那一瞬間，計程車司機用後視鏡瞄了振英一眼，似乎感受到他的壞心情，而皺起了眉頭。原本就很鬱悶的振英，更是意志消沉，雙肩縮成一團。

「我果然不行！昨天的工作沒做好，今天還遲到，肯定要當場丟人。大家會怎麼嘲笑我呢？可能希望我儘快辭職吧！我只會給同事們添麻煩。」

振英的憂鬱和悲觀的想法沒完沒了，一發不可收拾。

「世界上沒有人會喜歡我。要不然怎麼連計程車司機看了我之後，心情都會變差呢？我為什麼會是這個樣子？我是個懶惰又沒用的人。像我這樣的魯蛇，不值得活在這個世界上。我對家人來說也是個累贅。也許我消失的話，會對家人更好。」

想到這裡，振英突然覺得眼前一片漆黑而喘不過氣來。不知不覺間產生了未來沒有希望，與其這樣活著還不如一死百了的想法，繼而有了想跳下車的衝動。還好計程車開到了公司門口，振英才平靜下來。

為什麼對某些人來說，沒什麼大不了的遲到，對振英來說，卻成了想要尋死般沉重和憂鬱的事情呢？振英的思考模式，可說是遵循著一定的規律，導致他更加鬱悶。首先，振英**以極端的黑白理論來接受事物，沒有任何灰色空間。一切不是成功就是失敗**（all or nothing）。因為對他來說，成功或失敗只有其一，所以他也認為人們只有喜歡或不喜歡自己，這兩者之一而已。

大部分像振英這樣的人，都有完美主義者的傾向。正因為如此，也禁不起小小的失誤或失敗。事實上，最近在振英的公司，加班已是家常便飯，所以大家都覺得很疲憊，稍微晚到一點，大家也就睜一隻眼閉一隻眼。但是，對於別人的遲到，振英會認為是「因為疲勞才會那樣」，然而對於自己的遲到，則認定是因為「懶惰和無能」。

這種情況下，振英在人際關係方面，也只有好或壞，沒有普通關係。但是嚴格來說，大部分的人際關係是沒有特別好惡的普通關係。但是對於振英來說，他覺得只有喜歡或討厭這兩種關係，對自己不友善和沒有好感的人，肯定不喜歡自己。這樣的認知錯誤，導致他認為別人是由於「自己懶惰無能」或「長得不好看」，所以討厭自己。或許可說是振英的這種傾向助長了憂鬱症也不為過。想想看，如果認為自己懶惰無能，沒人喜歡自己，哪有不得憂鬱症的呢？

更何況，振英對事情的反應，總是以偏概全。如同向來只拿第一名的學生，不過有一次拿第了五名，就斷定說「我是失敗者」一樣。這樣的學生無視於自己曾經拿過六次以上第一名的事實，不過是一次的成績下滑，就把它視為常態。振英也是如此。他以苦幹實幹著稱，但是偶爾遲到一次，他就把它常態化，認為「自己是個懶惰鬼，是公司的害蟲」。

像這樣，如果朝著負面思維去聯想，我們的精神過濾器就會將許多好的部分過濾掉，只留下負面的東西，然後再用這些否定性的東西來判斷整體。

平時，振英在業務方面表現得非常出色。但是最近由於頭痛，注意力不集中，終於出現了失誤。看到一向細心、完美主義的振英也會犯錯，同事們反而很高興，認為這樣很人性化，並且開玩笑說：「猴子也有從樹上掉下來的一天，振英你怎麼回事呀？」振英聽了卻覺得別人是在嘲笑他，並且解讀成別人就是等著看自己失敗。

如此一來，若是將整體狀況和氛圍，全部都過濾掉，**只篩選出一些負面的東西來解讀情境，就會被禁錮在那個負面而黑暗的世界裡。**

◑ 好的結果是偶然，壞的結果都怪罪於己的「憂鬱症」

憂鬱的人有兩把衡量世界的尺。一把是具有彈性和伸縮性，可以隨心所欲地丈量事物。但是另一把則是鐵尺，而且刻度很細，很難用它來量測物品。

他們在評價別人的時候，會拿出有彈性的伸縮尺。然後當別人失誤時，就很寬容地認為「其來有自」。但是評價自己時，卻總是拿出鐵尺，仔細而冷靜地批判，然後得出「我果然不行」的結論。

「在此之前，我之所以能做好業務，只是運氣好。光看我由於這次失誤，就把事情搞砸就可以知道。我原本就是這副德性。」

振英對於發生在自己身上的負面事件，往往會擴大引申其義，對於正面的事件，則會縮小其意義。如果有人誇獎自己，他會認為對方只是愛說好聽的話；如果別人稍微指出自己的失誤或錯誤，就會擴大解釋為對方本來就討厭自己。像他這樣總是對自己持否定和刻薄態度的人，沒有不感到憂鬱的。

除此之外，憂鬱的人還有單憑一兩次經驗，就急於下結論的特性。振英在預期會遲到時，曾經先打電話給同事，想要告訴對方說可能會晚到。但是同事正好在跟另一組的同事聊天，所以電話一直無人接聽。但是振英就會認為，同事沒有接電話，就是在迴避自己。

「怎麼辦？跟我牽扯在一起的話，只會壞了自己的名聲，現在大家肯定想要避開我，不願意靠近我。那我就無法勝任這份工作，最後會因此被開除。再加上其他公司也不會錄用像我這樣的人，最後我就會變成人間垃圾，悲慘地終老一生。」

這種思考過程的特徵叫做「讀心術」及「算命」（fortune telling）的謬誤。讀心術謬誤是指在沒有充分根據的情況下，隨意推測和斷定他人內心的思考錯誤。這是以非常模糊、瑣碎的線索，任意斷定他人內心想法的錯誤。振英因為看到計程車司機對自己皺起眉頭，而斷定他不喜歡自己。然而，計程車司機可能因為肚子疼而擺出一副愁眉苦臉。而且振英還斷定同事沒接電話，是故意要迴避自己，然後從這裡更進一步預測自己的未來會變得悽慘。就像把自己變成算命仙一樣，預測並且斷定自己的未來，這就叫做算命的謬誤。

認為自己一無是處的人，心情該有多憂鬱呢？振英就是如此。他因為最近工作上的失誤和一次遲到，就覺得自己是人生的失敗者和無用之人。振英對於自己的一次失誤，不會想成：「啊，我不小心犯錯了。最近好像太累了，或許需要休息一下再充電吧！」而是將自己烙下「我就是天生的失敗者」的印記，如此一來，也讓他自己沒有挽回錯誤的機會。因為他自認為是天生的失敗者，肯定會搞砸一切。

其實，這次工作上的失誤，是振英他們團隊的新進員工造成的。但是，振英卻自己承擔了新進員工的錯誤。然後，把自己變成一個「連部屬都教不好的無能上司」。像這樣將與自己無關的事件，當成自己的責任來承擔的做法，叫做個人化（personalization）。這種個人化讓他產生了罪惡感，而這種犯罪意識勒住了他，使他無法動彈。

他把周圍其他人的錯誤都攬到自己身上。而且，讓自己就像被綁在懸崖，每天被神鷹啄食肝臟的普羅米修斯（Prometheus）一樣，感覺自己受到了神的懲罰，因為自己所犯的罪！

振英有了這樣的想法，並且陷入憂鬱，這絕不是他原有的意圖。他也想要過得幸福，也想要從折磨自己的這種令人厭煩的苦悶中擺脫出來，但是他覺得自己沒有這種資格。因為他認為自己是天生的失敗者，是無法受任何人喜愛的討厭鬼，所以不幸也是理所當然的事。

◑「需要戴上自我肯定的粉色眼鏡」

我們看待世界的方式，會依循著我們內在的世界。小時候我們與父母或其他重要人士連結的方式，將會形成未來我們放眼世界、體驗世界的框架。振英由於過去的憂鬱，形成了負面的自我形象，因此思考模式也沿著憂鬱之河流淌。

抑鬱的過去會繼續將思維導引至憂鬱的方向。如此一來，哪怕是小事，我們的思考過程也會讓現實變得悲觀和憂鬱。一個常見的例子便是，杯子裡裝了一半的水，正面思考的人會開心地說：「還有一半的水，要省著點喝。」但是負面思考的人卻會認為「只剩下不到一半的水，該怎麼辦，大事不妙了」而擔心不已。因此，我們的想法會影響我們的情感，情感則會決定思考的方向，然後思緒的流向又會強化我們的情感，形成了惡性循環。

然而，已經流逝的童年經歷，再也無法改變，現在我們又能做什麼、該怎麼做呢？難道只能依循著我們的命運活下去，別無他法嗎？這個答案顯然是「不」。當然，誰也無法挽回過去。擁有悲傷的過去，顯然是令人痛心和遺憾的事。但是，卻不應該因此而在現在或是未來感到悲傷。只是我們總是會在無意識中，徘徊在悲傷又險阻的道路之上。

如果能夠知道我們此刻的想法和舉動為何，就可以阻斷重複循環的想法和行動。**讓過去回**

到過去，讓我們成爲自己人生的主人，活在現在和未來。亦即，我們必須找到被痛苦的記憶覆蓋的真正自我，讓自己擁有明亮的陽光和清新的空氣。

當然，這樣的過程並不容易。但是如果我們不放棄自己的話，對世界的希望也會存在。到達此一境界的第一步是「**積極**」。如果能夠積極思考及感受，我們即使面對負面情境，也可以客觀地觀察和接受。積極的想法並非漠視負面的一切。雖然世界上會有困難重重和令人失望的一面，但是要擁有我們終將朝著良善和幸福前進的信念，這種信念就是正能量。

德國哲學家叔本華（Arthur Schopenhauer）說：「使我們幸福或不幸的，並非客觀事件，而是我們自己對它的看法或感受。」他還說：「憂鬱的人看悲劇，易衝動的人看喜劇，沉穩的人只看無聊的劇。」事實上，我們總是戴著自己的有色眼鏡來看世界。當眼鏡的顏色變得暗淡的時候，整個世界都會顯得陰暗，如果眼鏡的顏色是粉紅色的話，那麼這個世界看起來就會充滿粉紅色。這副眼鏡的顏色，正好代表著我們的情感狀態或思維方式。

雖然今天我遲到了，在工作中出現了失誤，但是平時的我，是個誠實、有責任感、工作能力強的人。當我們對自己抱持肯定的信念，就足以將圍繞著我們的世界，染成美麗的粉紅色。

金蕙男 朴鐘錫

戴著愉快面具的深度憂鬱／躁鬱症

有些人過於愉快，過於充滿活力，因此感到不安。他們像一個充飽了氣的皮球，跳動速度快、彈力強，方向難以預測。此外，有時他們像世界上放電性能最強的勁量鹼性電池（energizer）一樣充滿活力，但有時卻又垂頭喪氣、身心俱疲。這種大好大壞的情緒變化，甚至會週期性地發生，讓本人乃至周圍的人都感到困擾。

躁鬱症是憂鬱症的一種，由於情緒、思想、行為等在兩個極端之間穿梭，因此又稱為「兩極性障礙」。經歷了情緒或行為過度上漲的「躁症期」之後，就會進入「鬱症期」，由於「躁症期」耗盡了所有能量，進入「鬱症期」後，就會什麼都不想做，覺得了無生趣，莫名其妙地感到煩躁，不安的症狀也會增加。

一般來說，躁鬱症患者所經歷的憂鬱症比單純的憂鬱症更危險，因為這種情緒起伏更大。相較於由正常狀態進入憂鬱症時期，在能量充沛的激昂狀態下進入鬱症期，其情緒起伏的絕對值要大得多，在變化過程中產生的混亂程度也更為嚴重。由於情況更加不穩定，無論是本人或是人際關係，還是參與社會活動時，都很難預測其行動。有些人會突然辭去做得好好的工作，或是跟十年知交一夕之間反目成仇等，總是呈現出不知何去何從的不安感。

◑飛天鑽地般的情感雲霄飛車

朴代理在八月初獲得升遷，心情非常激動。似乎拚命工作的結果，一下子得到了認可，現在才覺得終於轉運了。順理成章地，朴代理成為這個月聚餐的主角，他心情大振，在聚餐時不僅大聲唱歌、即興起舞，甚至還表演了個人秀。

「各位！今天太開心了，聚餐就由我請客吧！」

雖然情緒多少有些亢奮，但是看起來沒有什麼問題，玩得很盡興的朴代理，突然說要免費幫八十多名同仁買單。上司們笑著勸阻，他馬上說：「不，你現在瞧不起我嗎？我可是含著金湯匙出生的！金湯匙！我來公司上班只是出於興趣而已。」聽完他這些荒誕不經的話之後，上司們再也笑不出來了。

到目前為止，大家都只是覺得朴代理酒喝得有點過量（事實上朴代理那天只喝了一杯啤酒，他平時酒量也不算差）。但是，朴代理沉浸在升遷的喜悅中，開始對女職員說出一些冒失的話。不管是未婚還是已婚，上司還是下屬，他見到每個人都稱讚對方漂亮，說出我愛你、你知道我跟你是一對嗎？你是屬於我的等等不得體的話，而且更大的問題是，朴代理六個月前才剛結婚，現在是個有婦之夫。

第二天，朴代理的升遷被取消，變成停職處分。每個參加聚餐的人都不認為朴代理的行為只是單純地發酒瘋。更荒唐的是朴代理的反應。他拒絕公司提議由公費來支付他用個人信用卡刷下的十六萬元聚餐費，反而大發脾氣地認為這麼做是看不起自己。

朴代理並沒有因為突然被取消晉升和勒令停職而感到憂鬱，反而大放厥辭，興高采烈地陸續說出「這樣的年薪，如果換作是比特幣的話，根本不堪一擊！」「我高中同學一直要找我一起開化妝品公司。」「如果在中國投資的話，一下子就可以賺到兩億。」的話。他每天都要更換好幾次業務項目，包括房地產、土地、化妝品業務、遊戲開發、出版業等等，無論在公司還是在家裡，他都不休息也不睡覺，不停地制訂一些新的業務計畫。

朴代理為了籌劃新事業，於上班時間在公司裡召開個人會議，遲到早退就像吃飯一樣稀鬆平常，最後，朴代理終於被勸退。不過，他一點也不擔心，反而得意洋洋地認為，這樣一來，對公司就毫無留戀，如果創業的話，一定會取得更大的成功。

迫不及待地退休的朴代理，苦惱著究竟要用退休金開炸雞店？開網咖？還是悠閒地做股票度日？最後，他找到一家店面，跟連鎖炸雞加盟店簽約。但是，從開幕第二天開始，他突然陷入憂鬱症之中。原本應該進行店面裝修、招聘員工、學習店面經營方式，可是他卻什麼都不想做。

「哦，我為什麼在這裡？我到底幹了什麼？」

朴代理突然認清了現實，但是已經發生了太多的事情，所以處於騎虎難下的狀態。他迫於現實開了炸雞店，但是兩個月後就關門大吉，不僅花光了退休金，還欠了一屁股債。

◐過度喜悅 vs. 過度憂鬱，危險的翹翹板——躁鬱症

躁鬱症好發於像朴代理一樣的三十多歲，病情持續時間較長，為期六個月左右。受季節變化的影響，症狀惡化的情況也經常發生，最重要的是很容易復發，讓當事人和家人感到痛苦不已。

「有時甚至會開心到哼出歌曲，但是突然想起公司的事情就變得憂鬱，有時會身心俱疲地意志消沉，有時則會被朋友不足為奇的幽默逗得哈哈大笑。我是不是得了躁鬱症？」

人們通常認為躁鬱症是一種心情時好時壞的疾病，但事實並非如此。基本上，躁鬱症是由一定時期的躁症期和一定時期的鬱症期交替出現。一般情況下，其症狀會分別持續兩週左右。此外，躁症並不意味著心情無條件好轉。當然也有些是情緒亢奮，精力充沛的躁症，但是躁鬱症中更常出現的躁症，反而是會東想西想，變得敏感起來，對小事也容易煩躁的症狀。

有時我們會感到很煩躁，懷疑自己是不是得了躁症？躁症（mania）是指情緒處於激動、興奮的情況，以及反常的能量過剩狀態，這意味著對外界的刺激非常敏感，而且稜角最尖銳。因此，過度的鑽牛角尖和過分的想像，將會使得原本愉快及良好的心情也消失無形，取而代之的是猜疑心和疲勞感。

如果出現躁鬱症的症狀，在躁症時期並不會感到幸福或快樂，有時反而會比鬱症時期更不穩定。一旦無法控制激動的心情，像朴代理一樣行動過度，最終就會付出慘痛代價而陷入不幸。

在躁鬱症患者中，有很多出現比朴代理更極端的狀況，例如有些人在躁症時期，會把自己的錢包全部交給遊民，也有些家庭主婦把賣房子的錢，全部捐給了教會。另外，還有些人在沒有做好任何準備的情況下，投資了數百萬，結果卻血本無歸。

◑「請重新充電，試著慢慢啟動」

朴代理最需要的是睡眠和休息。由於躁症時的衝動，他的腦筋變得貧乏、敏感，而且精疲力竭。在這種狀態下，血清素（serotonin）和褪黑激素（melatonin）也會枯竭，無法正常入睡，也不會產生食慾。因此，應該要三天左右對任何事情都不聞不問，只要好好睡一覺就好，然而因為神經像針一樣，處於尖銳而敏感的狀態，連入睡也不容易。

在安眠藥和神經安定劑的幫助下，朴代理經過幾天的熟睡之後，身心逐漸恢復到一定程度的正軌。但是，相對而言，他也必須面對因為自己所製造出的問題，導致現實變得暗淡而茫然的情況。

我建議他吃飽、睡足，提振一下已經跌到谷底的精神和體力，然後先恢復和親人、好友、同事等，較為親密的人際關係。雖然在出現重大失誤的情況下，很難重拾友好關係，但是即便如此，也應該竭盡全力地誠心道歉，必要時透過告知對方自己得了躁鬱症，以便獲得理解。

在努力改善關係的同時，也要**逐步展開新的社會活動，準備再度就業。此時千萬不要著**

急，必須循序漸進，慢慢開始。先找一些以前做過、比較熟悉的工作重新出發，或是在熟人介紹的單位工作，或是做一些非常簡單的兼職工作等等，需要給自己一些暖身時間。在這個時期，如果過於急躁或盲目嘗試，可能會再次造成情緒激動或衝動，導致躁鬱症復發的風險增加。

在恢復階段，藥物會於早期發揮效用，但是從中期開始，諮詢或認知治療，將會比藥物更有效。特別是最重要且效果最大的方式，就是透過家人來進行治療。躁鬱症給家人或周圍的人造成的失誤，由此造成的經濟損失等，都有可能再次讓患者感到抑鬱和焦躁。結果有可能使得重新投入的工作變得勉強，或反覆出現酒後賭博、盲目投資等失誤。

能夠阻止這種惡性循環的不是藥物，也不是精神科醫生，而是家人的耐心和關懷。躁鬱症一般會復發三至四次，但是，如果在初期一、兩次控制得當，就不會再復發，是有可能治癒的精神疾病。況且，只要不被已經發生的失誤和損失所擊倒，好好調整一下崩潰的心境，就能用與生俱來的熱情和能量，引發積極的效果。事實上，也有很多企業家和藝術家，妥善地控制了躁鬱症的症狀，利用其正向功能，取得了非凡的成就。

躁鬱症的自我診斷測試

- ✓ 心情過於興奮、變得多話。
- ✓ 只睡兩三個小時也不覺得累。
- ✓ 注意力變得散漫，想法千變萬化。
- ✓ 沒有準備地就展開新事業或工作，並且確信會成功。
- ✓ 熱衷於賭博、盲目投資、酗酒，或是沉迷於性生活、購物等。
- ✓ 總是充滿活力和亢奮不已。
- ✓ 對無關緊要的事情也費心，容易煩躁。

如果七種症狀中有三種以上的症狀持續一週以上，就要懷疑是否患有躁鬱症。

憂鬱症的自我診斷測試

- ✓ 過於悲傷和空虛，終日鬱鬱寡歡。
- ✓ 覺得一切索然無味，缺乏興趣、毫無幹勁。
- ✓ 沒有胃口，體重減少，或者相反地暴飲暴食。
- ✓ 失眠或睡太多。
- ✓ 天天都精疲力竭，容易疲倦。
- ✓ 注意力不集中，反覆出現決定的障礙。
- ✓ 產生尋死的念頭。

如果七種症狀中有四種症狀持續兩週以上，就要懷疑是否患有憂鬱症。

倖存者的悲傷／喪失和哀悼

「直子的死，則教給我這樣的事。不管你擁有什麼樣的眞理，都無法治癒失去所愛的哀傷。不管什麼樣的眞理、什麼樣的誠實、什麼樣的堅強、什麼樣的溫柔，都無法治癒那哀傷。」

村上春樹在他的小說《挪威的森林》中，如此描述失去所愛的哀傷。和心愛的人分手是一件非常痛苦的事情。無論是什麼形式的離別，一切的離別都是痛苦的。更何況，如果因為離別而死亡，那麼留下來的人，就會感到難以承受的悲傷，甚至產生無力感。

再也見不到，摸不著，無論怎麼渴望見上一面，怎麼朝思暮想，他都已經不在我身邊。這種情感就像整個胸口千瘡百孔，身體的一部分被截斷，造成一種失落感。

在送走直子的葬禮上，他雖然哽咽、昏厥，似乎將悲傷全部宣洩出來，但是此後很長一段時間，直子的影像總是突然在日常生活中處處浮現，讓他不停地流淚。他和電腦螢幕裡的資料打交道，在緊張的午餐時間狼吞虎嚥地把飯塞進嘴裡，然後結束一天的行程，躲進被窩之際，就會突然冒出直子的臉龐，讓他湧出淚水。

村上春樹說：「死不是以生的對極形式，而是以生的一部分存在著。」但是，不能再和所愛的人共處的不變事實，仍然讓死亡停留在生命的對立面。

◑憂鬱，失去的痛苦

當失去所愛的人時，折磨我們的感情不僅僅是悲傷。無法再和對方在一起的失落的痛苦，以及對過去的悔恨，都將沉重地壓迫著我們。我們會不斷浮現曾經對對方犯下的錯，因為沒能做得更好感到內疚，也將化作刀刃刺痛著我們。此外，未能擁有更幸福的相處時光，也將讓我們感到羞愧而自我折磨。

尤其是如果那個人因突發事故或自殺而結束生命，活著的人會因沒能阻止他的死亡而感到自責。對他來說，如果再多加注意或採取其他行動，或許可以避免死亡，這種惋惜感讓活著的人覺得對方的死亡是自己的責任。而且如果平時對對方有著愛恨交織的感情尚未解決，那麼也有可能陷入由於自己的憎恨而把對方逼上絕路的愧疚感中，無法盡情地悲傷。

不只如此。對方死去，而我好端端地活著，也會讓人產生極大的**罪惡感**。把對方留在黑暗的地下，只有自己活著，這樣會讓活著的人覺得自己有罪。此時，他會突然對自己的身體感到厭惡，感覺就像是其他人的身體一樣陌生，而體驗到自我感喪失的人格解體（depersonalization）。

有時，人們對世界和造物主的憤怒，會像活火山一樣湧上心頭。對於神將人類創造成為能力有限的物種的憤怒，以及對直接或間接關係到個人死亡的人的憤怒。這些憤怒摧毀了活著的人的價值觀，使他們陷入極度的混亂之中。

一切痛苦都需要時間。隨著時間的流逝，痛苦也會隨之而來。若想要健康地治癒因死別而產生的喪失之苦，就需要充分的時間去感受悲傷和痛苦。

由於死亡的喪失感而產生的痛苦，將順著時間之河，流向稱之為「**過去**」的時間之洋的一部分，這個過程叫做「**哀悼過程**」。心理學家鮑比（John Bowlby）將此一哀悼過程分為四個階段。第一階段，我們陷入絕望、麻木、抗議的情緒之中，有時還會拒絕接受對方已經死亡的事實；第二個階段是十分懷念和尋找已逝者的階段，這會讓人坐立不安，並且產生對死者的執著；第三個階段是瓦解和絕望階段。這會讓人感覺人生似乎失去意義，社會關係被割斷而孤立，變得麻木，並且飽受失眠和體重下降之苦。這個時期還會不斷地回想對逝者的記憶，對那些徒留回憶的事實感到失望；最後是恢復階段，此時失落的痛苦會減輕，並且逐漸回到現實。逝去的那個人會內化而活在心中，對他的記憶則會伴隨著喜悅和悲傷。

這些哀悼過程通常需要六個月左右的時間。如果在這段期間內不能充分地釋放悲傷，而是去抑制悲傷的情緒，那麼這種悲傷就會在心中蔓延，造成日後出現病態哀悼反應的風險。此外，持續六個月到一年以上的哀悼反應，有可能以病態的形式進行。

在哀悼過程中，我們會沉浸在悲傷和思念之中。一切似乎都隨風而逝，讓人陷入虛空感和孤寂感，以及死亡這個未知世界所帶來的恐懼，而痛苦不已。雖然非常悲傷和痛苦，但這卻是送走所愛的必經過程。所以，不要抗拒，要充分地感受悲傷與痛苦。

在哀悼反應中，與所愛的人相連的本能動機來源——欲力（libido）將被撤回。但是這個過程並不容易實現。送走心愛的人時，我們會不由自主地看到那個人的身影，聽到他的聲音。這種想要留住他的願望，有時會糾纏於幻覺的形態。但是，隨著幻覺狀態與那個人已經不復存在於現實的判斷相遇，處於現在的我們，會自行做出接受命運的決定。亦即，停止對那個人的執著，接受現實並滿足於現實。

經歷這樣的過程，直到能量慢慢耗盡為止，我們才會產生與逝者斷絕的情緒。透過充分體驗過痛苦的悲傷，結束哀悼過程後，自我就會從壓抑中釋放出來，而感到自由自在。之後，我們所撤走的本能欲力，將會轉向新的對象及新的關係，新的愛情也於焉展開。

◑ 為什麼對於失去所愛不是感到悲傷而是變得憂鬱呢？

即便是失去所愛的人，經歷了宛如死亡般令人悲傷和痛苦的情境，大部分人在時間流逝後，就會自然而然地克服。然而，有時候悲傷和痛苦會持續很久，有些人則會陷入深深的憂鬱之中。

哀悼是我們送走悲傷的過程。但是，如果這種悲傷沒有隨著時間之河，流入時間之海，而是在某處受阻的話，我們就會陷入憂鬱症之中。對失落的沮喪會使人痛苦，減少對外界的興趣，只想獨處而失去愛的能力。有些人會對參加所有活動都毫無興致，有些人甚至會自責及貶低自己，乃至自欺欺人，覺得自己會受到懲罰，近乎妄想。這種症狀在哀悼反應或憂鬱症中都有可能出現，但在哀悼反應中，並沒有自尊的障礙；相反地，若是陷入憂鬱症則會導致自尊感下降和自我貶抑。

失去愛人是一種巨大的悲痛。但是有些人並不是感到悲傷，而是陷入憂鬱症之中。為什麼面對失去所愛不覺得悲傷而是變得憂鬱呢？佛洛伊德在《哀悼與憂鬱》（Mourning and Melancholia）一書中，做了如下說明。

第一，哀悼有時會有明確的喪失對象，有時則是無意識下所發生的喪失；但是憂鬱症是更為異常的某種東西的喪失，也就是由於自我貶抑和失去自我所導致，如果說在哀悼反應中，變得貧乏而空虛的是外在世界，那麼在憂鬱症中變得空虛的便是自我。也就是說，哀悼是失去對象的問題，而憂鬱症是喪失自我的問題。

第二，是自我尊重（self-regard）的喪失。據說憂鬱症患者具有比他人更能看清事實的敏銳眼光。所以，他們也會經常自我批判，指責自己的自私與不正直，並坦承自己有很強烈的依賴性，但卻加以隱瞞。而且，他們對於在別人面前自我指責和坦承缺點，並不會認為有什麼可恥之處。

憂鬱症中表現出的奇怪的自尊感減少，自我的貧乏感，嚴重的自卑感，對自己的指責等症狀，都是試圖消耗自我的行為。失去所愛的悲傷不能健康地流逝，最終變成自我批判而侵蝕著自己。

第三，是退化與愛恨糾結的感情。在憂鬱症中，隨著失去所愛的對象，原本在愛情關係內的愛恨交織的感情，將會逐漸浮出水面，憂鬱感也隨之增強。但是，他們在失去心愛的對象後，仍然無法放棄對對方的愛，而是將對方隱藏於自己內心，將自我和對方視為一體，而一起逃避。亦即，將走向對象的欲望，視同於自我哀悼，而產生退化的現象。這麼一來，連愛情關係中曾有的怨恨也會被引爆，這些怨恨會給自己帶來痛苦，同時透過痛苦獲得自虐的滿足。亦即，這樣的人雖然不斷報復原本棄自己而去的對象，但是事實上自己已經成為其中的一部分，透過如此病態的方式來折磨自己。

◑電影《凡夫俗子》中的病態哀悼反應

一九八〇年上映的勞勃・瑞福（Robert Redford）導演的電影《凡夫俗子》（Ordinary People）中，將失去親人後，整個家庭所經歷的哀悼和憂鬱的過程，描寫得十分真切。

在電影中，大兒子伯傑死後，家庭中各個成員所經歷的哀悼過程十分耐人尋味。唐納德（Donald）是十七歲的少年，平時在母親和大哥身旁打轉時，總是羨慕他們宛如戀人般的親密關係，因而將哥哥理想化。後來，他和哥哥一起搭乘一艘小船，卻遇上了風暴，最後只有自己倖存，他對於自己沒能救活哥哥，產生罪惡感而患上憂鬱症，並且企圖自殺。唐納德在精神病院住院治療四個月後，重返家中，並在父親的勸說下，持續接受精神分析治療。

這一家人都表現出病態的哀悼反應。唐納德對於平時既羨慕又嫉妒的哥哥的死深感內疚。他對獨占母親疼愛的哥哥，內心充滿了愛恨交織的情緒，在發生船難之後，他覺得只有自己獨活而哥哥卻失去生命，就像是自己的責任一樣難受。也就是說，唐納德覺得自己無意識中對哥哥的嫉妒和憤怒，導致了哥哥的死亡。

面對哥哥的死，他將哥哥隱身於自己內心，將兩人視為一體，並將平時對哥哥曾有的愛恨之情，原封不動地還諸己身，結果造成自殺此一極端的自我破壞形態。

唐納德與在精神病院認識的朋友卡倫相處融洽，並互相安慰，但是看似已經克服憂鬱症的卡倫，最終還是選擇了自殺。面對卡倫的死，唐納德再次面臨危機，他找到負責自己精神分析治療的伯格博士，在伯格博士面前，他第一次吐露了對哥哥死亡的愧疚，並且痛哭流涕。

壓抑的感情於是爆發出來，聽到伯格博士「那不是你的錯」的話，唐納德才從壓抑已久的罪惡感中解脫出來。

深愛大兒子的母親貝思，在大兒子的葬禮上，將自己的感情全部掩埋，成了冷若冰霜的人。她覺得若是再去愛上另一個人，彷彿是對大兒子犯下罪似的，因而收回了對每個人的真情。她避免將大兒子死去的故事說出去，彷彿否認了兒子的死亡。然後，對於死去的大兒子的思念和悲傷，轉變成對倖存的二兒子的憤怒，將渴望母愛的唐納德狠狠推開。

父親卡爾文則希望二兒子能從哥哥的死亡衝擊中擺脫出來，也希望其他家人能夠重新幸福起來。所以，卡爾文就像什麼事都沒有發生一樣，為了保持生活愉快而費盡心思，並且極力協助二兒子恢復與妻子的關係。但是最終妻子變了心，他們兩個人的愛情也消失無形。

電影中主角的家人都壓抑和否認著自己對大兒子的死亡之痛。父親在家裡若無其事地行動，母親把大兒子的死歸咎於二兒子，而痛恨二兒子。而弟弟唐納德則把哥哥的死，歸咎於自己，透過自暴自棄來否認對哥哥死亡的痛苦，並且自我防禦。因此，這一家人中，並沒有人能夠真正為大兒子的死而盡情地悲傷和痛苦。

◑「盡情地哭泣，充分地悲傷吧」

失去一個人時，哀悼是不可避免的。哀悼過程就是充分地悲傷、痛苦和受盡煎熬。經歷這些過程之後，我們才能健康地從悲傷中走出來。

沒有其他辦法可以明智地克服失去的痛苦，唯一的方法就是在**悲傷的時候，充分地感受悲傷和痛苦**。然後，讓時間承載著痛苦離開，把空下來的位置，用新的時間填補進來。

「時間是最好的良藥」，這句話聽起來像是老生常談；不過，時間的確具有療癒萬物的力量。彷彿再也無法笑出來，似乎無法再愛人的心靈，不知不覺間又出現了笑容，愛情也再度降臨。

悲傷的時候不能充分地悲傷，心痛的時候不能充分地痛苦，那麼悲傷和痛苦就會往內心深處鑽，最後變成一種心病。當我們的身體長出膿瘡時，會感到又痛又熱，必須割下膿瘡，把裡面的膿擠出來。唯有如此，從裡到外才能慢慢長出新肉，傷口才能完全癒合。如果只是把膿瘡覆蓋住，再往上面抹點藥，肉裡面的病菌只會越鑽越深，然後傳遍全身，導致全身都不舒服。

事實上，小時候曾與母親或父親分離過的人，日後患上憂鬱症的風險很高。主要是因為在無法理解死亡及人生的時期，面對生離或死別卻未能給予足夠的哀悼過程，這些傷痛會對孩子的人格結構，造成巨大的傷痕。再加上，由於大人無知地認為「孩子什麼都不懂」，所以未能讓孩子充分地感受悲傷，也將妨礙孩子的哀悼過程。

吐露出悲傷和痛苦是一個非常艱難的過程。電影《凡夫俗子》中，唐納德在接受相當長時間的治療過程之後，得知了女友自殺的消息，立即再次陷入極度混亂之中，這才真正吐露出對哥哥的死亡所留下的深刻記憶和罪惡感。

在戰勝因喪失而哀悼的過程中，**與其獨自悲傷，不如與經歷相同事件的其他人共同悲傷，**

這對恢復健康有很大的幫助。在與他人一起談論和分享關於亡者的回憶過程中，我們能夠把亡者放在彼此的心中，克服獨自留下的恐懼。而且，與留下來的人保持聯繫有助於彌補失落。也許，只要好好地接受和克服這個過程，我們就能承認生命的有限性，為人生的聚散分離賦予新的意義，同時確切地體會到生命的可貴和他人的彌足珍惜。

—星期天下午一點—

該如何撫慰我那精疲力竭的心呢？

人生在世，有時候會覺得活著本身，就是一種痛苦。當感到太疲憊、太痛苦、太孤單，想要就此告別人世時，該如何撫慰這顆精疲力竭的心呢？

朴鐘錫：不過在一年前左右，我真的也有過想要尋死的念頭。當時覺得除了一死了之，沒有其他答案，活得十分辛苦。但是一想到自己的宗教理念和父母，就覺得此路不可行。所以，經過深思熟慮後，我找到的答案是「遠走他鄉的險峻山中，走一條沒有人能找到我的路」。不論結果是死是活，都依照神的旨意去做。

於是，我訂了機票，收拾了極簡的必備行李，然後躺在牀上輾轉難眠，腦海中冒出許多提問：我為什麼要離開？我為什麼想死？雖然如此，但是我努力佯裝不知，第二天還是照原定計畫去了機場。然後又折返回來，好好地活到現在。

編輯：你做得很好。可是你是怎麼克服走向死亡的沉重心情呢？

朴鐘錫：在一心尋死的另一端，或許懸掛著一顆迫切想要活下去的心吧！任何人都好，想要對別人説出我的故事，説説我有多疲憊，多麼想得到安慰。但是因為無謂的自尊心，不想和醫大的同學或前輩聯絡。於是經過一番深思熟慮之後，我打電話給已經失去聯繫二十多年的國中同學。他目前在大邱擔任精神科醫生。我一五一十地向他傾訴自己的內心話，情緒激動不已，好不容易才全部宣洩完畢。聽完我的話後，朋友説不能讓我一個人獨處，要我馬上去大邱找他。所以我當天去了大邱，因為覺得只要去到沒有人認識我的任何陌生地方都行。

編輯：你的朋友應該有好好地協助你克服這種心理障礙吧？

朴鐘錫：是的。朋友為了不讓我一個人胡思亂想，把自己的空間讓給我。還把想要躲在心裡洞穴的我拉出來重見天日。當我垂頭喪氣地只想待在家裡時，他總是邀我一起穿上球鞋去踢足球。然後，還硬拉我一起去爬山，帶我去湖邊深呼吸及散步。重新去做日常生活中，這些不足為奇的每一件事情，讓一度想要尋死的我，心裡逐漸充滿了想要活下去的心情。

其實最重要的是，我真的很感謝世界上有這麼一個人，把我當成「人」來看待。更何況，這樣時隔二十年，我突然聯繫了他，他就像有著多年情感的知交一般，對我傾注了大量心血。經過三個月左右，我明顯感受到自己已有好轉，雖然還沒有完全恢復，但是至少沒有像以前那樣一心想死。

透過當時的經驗，我明白到並不是只有偉大而絕對的愛，才能夠拯救和治癒我。朋友輕輕地撫慰，路人不經意地親切對待，也可能成為打開生命之門的重要序幕，成為希望的種子，讓人從谷底爬起來。

金惠男：是的。當我們真的累到了無生趣，想要一了百了的時候，就會找到唯一能讓我活下去的人，就像朴醫師突然打電話給國中同學一樣，企圖自殺的人會想要打電話給某個人。此時，只要對方願意聽聽我的故事，接受我的話，原本滿是憂鬱和一心尋死的衝動，就會慢慢地又充滿希望。這似乎就會讓人從想要一死了之的憂鬱泥沼中，重新回到生命的起點。離別或背叛等極度的痛苦和悲傷，也是從那個人接了我的電話，聽完我說的宣洩之後，讓我重新燃起對人的信任和希望。

然後，相反的情況下，當有人向我們求助時，我們也應該積極地伸出援手，因為擔任救命的第一根繩索的角色非常重要。事實上，如果有人接了那通電話的話，不死的概率很高。但是，在最後的掙扎中，如果沒有人肯伸出援手，很多想要自殺的人就會放棄生命，這真是相當令人惋惜的事情。

編輯：幾年前，我的好朋友自殺了。不過，就在他自殺前幾天，曾經打電話給我。他跟我說：「我很想你，我們見個面吧……」當時我任職於出版社，競爭非常激烈，再加上我工作太忙，週間根本抽不出空。因此，我對他說：「我也很想你，但是現在情況就是這樣，我們週末再碰面吧。週末見了面，我們聊個通宵吧。」然後，我們就約好星期六碰面，結果那個朋友星期四就離開人世了。

我真的覺得太對不起他了。朋友已經累得打電話給我了，我卻沒有眼力，連他的求助訊號都沒發現……

金惠男：沒能感受到朋友的訊號，真的很可惜，但是絕對不能歸罪於自己。我們都不是神，有時候連神也辦不到。不管我們再怎樣竭盡全力地生活，也有很多事情未能如願。不管我們再怎麼愛對方，有時候這種愛就是沒有效果，甚至會傷害對方。而且，有時還會由於情況不允許，或者來不及感受到對方的訊號，而無法立即抓住那雙求助的手。歸根究柢來說，我們能做的，就是時時刻刻都真心誠意，全力以赴。

朴鐘錫：我是一名精神科醫師，在別人眼裡看來，我好像過著非常美好的生活，但是連這樣的我，也有痛徹心扉的傷口，甚至因為無法自己好好地克服而想要自殺，並且真的由於生存本能，向別人伸手求援，而被別人緊緊地抓住走出低潮，現在好端端地活著。

從這層意義來說，抓住我的手的那位朋友，對我來說是非常值得感激的人。算是我生命的恩人吧。因為他是給了我重生力量的人。然而遺憾的是，有些人可能連一個可以求助的人也沒有。此外，有些人也無法像當時的我一樣，可以拋開一切，然後逃到其他陌生的環境，過幾個月就能再回來。我覺得他們似乎比我更辛苦呢！

編輯：沒錯。最近更讓人擔心的是，目前二、三十歲年輕人似乎慣於獨處，而且喜歡離群索居的文化正在擴散。雖然能夠獨立生活，明顯地也有其好處，但是如果生活本身完全與世隔絕，那麼在艱難的時刻，就沒有一個可以聯絡的人，可能就此結束自己的性命。所以我覺得人最好能夠稍微敞開心扉，走出自己的世界，與別人建立關係。

朴鐘錫：雖然最近年輕人常說：「一個人真好」，然而，事實上，這似乎是想要「一起」的心理悖論的表現。因為不想承受被某人拒絕的痛苦、失望及落寞，所以故意說「一個人真好」。

而且與所愛的人離別或是遭到背叛的痛苦，不是失去對方的失落感，而是自己的喪失。當「我」消失的時候，自我（ego）的功能會變得非常脆弱，一切都變得讓人害怕、恐懼，甚至不敢伸手求援。我覺得真的需要教大家向他人求助的方法。

金惠男：我抱著病體寫書，也是為了成為協助人們走出黑暗深淵的那條小小繩索。面對那些飽受憂鬱等精神疾病和痛苦折磨的人們，我和他們一起分享自己的故事和知識，跟他們一起尋找「所以，我們今後該如何是好？」的答案。若是透過這種小小的溝通，能夠給他們帶來微弱的亮光，為他們找到活下去的希望的話，則吾願足矣。

朴鐘錫：我也非常認同金醫師的這句話。真的不知道要去哪裡、向誰訴說我是如此痛苦，那些故事就連對精神科醫師也無法輕易說出口，說不定有些人就和當時的我一樣呢。對這些人說，希望我的故事能成為他們的慰藉，成為其走向人生的繩索。就像一根小小的稻草成為落水者求生的意志一樣，如果我那微不足道的故事，能夠成為某人重拾人生希望的繩索，也就足夠了。

金惠男 朴鍾錫

驟然來襲的不安恐懼／恐慌障礙

「奇怪，心臟怎麼突然有點痛？呼吸也很喘，全身都冒冷汗。這到底怎麼回事！」有一天，呼吸突然無緣無故地變得急促，胸口感到劇烈疼痛，眩暈症發作；感覺到手腳發麻、冷汗直流，甚至還頭暈目眩。心想究竟是哪裡出了錯，隨即引發會不會就這樣死去的極度恐懼，甚至還昏厥失去意識。

任何人在感知危險的狀況下，呼吸都會變得急促，全身冒冷汗，恐懼感襲上心頭，這是亟欲逃離危險所產生的本能反應。然而，在完全沒有威脅的情況下，若隨時出現這些症狀，就要懷疑是不是患了恐慌障礙。

所謂恐慌障礙，是指毫無預兆地嚴重焦慮發作及伴隨而來的相關身體症狀。這是焦慮症的一種，自十多年前開始，經由幾位知名藝人的呼籲，而逐漸被大眾所熟知，現在已經成為家喻戶曉的疾病了。

恐慌障礙是平均每一百人中有三至四人罹患的常見疾病，而女性罹患率約為男性的三倍。尤其是好發於二十幾歲的中後期，離婚或分居的人罹患的比例也非常高。

恐慌障礙的症狀雖然會對健康的生活造成威脅，但更大的問題卻在於，此一病症通常會持續加深焦慮的習性，因此引發其他種類的焦慮障礙或憂鬱症的風險很高。

◑秀珍那不請自來的「撲通撲通病」

從幾年前開始，秀珍就出現了心臟會瞬間劇烈跳動的症狀。雖然無法確定是從何時開始的，但突然心臟就會怦怦直跳，胸口劇烈起伏且呼吸急促。

剛開始非常短暫，是那種會讓人「咦？」地略感疑惑，然後隨即拋諸腦後般的短暫。不過，這樣的狀況會越來越常反覆出現，持續的時間逐漸變長。在身體疲憊或精神萎靡的日子裡，症狀出現得更加頻繁，時間持續更久。

秀珍把這個莫名的症狀取了個名字，叫做「撲通撲通病」，並且覺得應該沒什麼大不了。雖然每次症狀出現時都感到焦慮不安，但是還沒有嚴重到足以妨礙生活的程度；大概就是變得有點虛弱無力，也可能是疲倦的關係吧，因而她也就漫不經心地置之不理。

這是兩個月前的事情。秀珍當天要對客戶做簡報。因為是經常做的事，所以沒有太多的心理負擔，而正當要開始做簡報時，她突然發現原本準備好的資料最終完成檔有點問題。儘管ＵＳＢ和電子郵件裡也有儲存的檔案，但兩者都不是最終版本。而更加雪上加霜的是，當時公司的Wi-Fi偏偏又出了問題。結果秀珍讓客戶等了三十多分鐘後才開始發表。

「對不起，真的非常對不起。」

當天，秀珍不得不以「對不起」一語來開始及結束簡報。一邊冒冷汗一邊進行簡報的結果，不出所料地簡直糟透了。合約沒有簽成，秀珍也被上司叫去，承受他那口不擇言的痛斥及怒火。

那天之後，秀珍的撲通撲通病又再次復發，但是強度和持續時間卻是過去無可比擬地劇烈及漫長。心臟像一秒跳一百次般的瘋狂跳動，不得不大力地喘著氣，直到發白的臉色轉為紅潤為止。出現這樣的症狀時，秀珍連身體都撐不住，只能癱坐在原位或趴在桌上，吁吁地喘著氣。

「這是怎麼了？是舞臺恐懼症？還是心理創傷？或是壓力太大？」

疼痛的原因尚不明確，然而讓秀珍感到痛苦的卻是，這種疼痛的到來不可預測又沒有規律。起初她以為這是發表簡報或重要簽約事宜之前的過度緊張感所致。但是，這種症狀卻毫無任何預告地，不分時間和場所地隨時出現。一個人在家的時候、和男朋友看電影的時候，甚至躺在床上想睡覺的時間點都會出現。持續時間有時僅僅十秒，有時長達二十分鐘。此時，胸口會覺得很悶，有種被堵住的感覺，手腳顫抖不停。

「最近哪裡不舒服？有哪裡會痛嗎？」

由於症狀越發頻繁且病情加重，朋友和家人、職場同事們對秀珍的問題也開始有所察覺。因為症狀嚴重到連周圍親朋好友們都感受到的程度，秀珍也開始擔心起來。透過網路搜尋查找資訊後，發現症狀與「恐慌障礙」類似。雖然寫著需要醫生諮詢的字眼，但不知怎地，她心裡很排斥接受精神科治療，決定再考慮看看。

第二天，秀珍在上班搭地鐵時，「撲通撲通病」再次發作。她突然覺得噁心想吐、頭暈目眩、全身無力；想叫別人幫忙但是卻無法出聲。意識雖然很清醒，但就像喝醉酒一樣，身體無法隨意志行動。呼吸開始變得急促，秀珍心中突然湧現一股對死亡的恐懼感，過沒多久她就昏倒在地不省人事。

◑瀕死感驟然來襲的恐懼：「恐慌障礙」

恐慌障礙的英語是「panic disorder」，回想起我們常說的「陷入恐慌」的情況，就很容易推測出這種疾病所帶來的恐懼感及其意義。一八三二年，英國心臟內科醫師 J. A. Hope 首次診斷出恐慌障礙。前來治療因心臟跳動太快或不規律跳動而出現心悸症狀的病患當中，他注意到其中一名呈現出與眾不同的神經症狀反應。病患感到極度恐懼及焦慮不安，且持續陷於自己會死於心臟病的荒謬想像之中。檢查時他的心臟沒有任何先天上的問題，但病患不相信醫生的話，因為恐懼而痛苦不已。隨著時間的流逝，患者更加焦慮及抑鬱，負面的想法也更加強烈。

曾被稱作「焦慮心臟病」或「敏感心臟病」的這個病症，在進入一九四〇年代後，方被認知為不是內科問題，而是心理及精神性的問題，才被視為焦慮反應之一。其後被美國哥倫比亞大學的唐納德．克萊恩（Donald Klein）歸類為不是普通的慢性焦慮，而是突如其來的嚴重焦慮，是一種新型疾病。

雖然也有恐慌障礙是因遺傳影響或末梢神經系統的過敏性及機能亢進而產生的假設說法，但是因無法學會好好地控制焦慮不安之防禦機制而誘發的主張其實更具說服力。也就是說，儘管每個人都會感到焦慮不安，但即便是相同種類、相同強度的焦慮不安，對恐慌障礙患者而言，都會造成嚴重的影響。

大考前一天，大多數高三學生都會經歷恐懼、擔心、過度緊張、心跳加快又不規律等症狀。但其中有些人症狀太過嚴重，最後甚至在考場上暈倒或引發恐慌症。因為他們承受焦慮不安的能力非常薄弱，即使是一點小小的不安也會使他們感受到極大的恐懼。

恐慌障礙更常發生在個性小心謹慎又內向，或是很難站在他人面前的人身上。也許正因為如此，起初學術界將之理解為類似「舞臺恐懼症」的症狀，認為是因為許多人的視線突然集中到自己身上而感到緊張和壓力，才會發作。但是如今恐慌障礙被認定是與舞臺恐懼症無關的另一種疾病。

因恐慌障礙而痛苦不堪的這些人，他們的共同點是，**對刺激非常敏感**，反應的程度也相當大。當然，表面上可能不大顯露或表現出來。因為基本上，他們不太會坦率地表達自己的感情，而較傾向於選擇忍耐或壓抑。

倘若未當場及時將焦慮不安的情緒宣洩出來，而是層層積壓在內心時，終會在某個瞬間如同水杯裡的水滿溢而出，一發不可收拾。一旦爆發出來，我們的身體和大腦就會記住這種發作，並且感到害怕。我們稱此為「**預期性焦慮**」，意思是指因害怕將會發生讓自己焦慮不安的事而一直擔憂及焦慮。這會形成惡性循環，導致焦慮不安變成一種習慣，這點是非常重要且嚴重的問題。

雖然是陳腔濫調，不過俗話說「一朝被蛇咬，十年怕草繩」，曾出過嚴重車禍的人，在街上只要看到汽車經過就會害怕瑟縮，這麼想應該就很容易理解。

若一再反覆經歷這種焦慮不安，面對焦慮不安時的反應也會越來越大，且越來越誇張，最後演變至難以收拾的局面。面對重要的考試時，「我肯定會考砸」「我找不到工作了」「我的人生完蛋了」等想法，如同坐雲霄飛車般的朝壞的方向奔馳而去。因為這種負面及扭曲的認知快速又強烈地形成，即便旁人一再以「沒關係」「不會有事的」的話加以撫慰，往往還是無濟於事。

◑請放心，你會沒事的

對治療恐慌障礙最有效的方法是認知的改善。重要的是必須矯正其扭曲的觀念，才能使其擺脫瀕臨死亡的想法及似乎快暈倒了的恐懼。首先，必須反覆跟對方說「**不要緊**」，且以實際行動將沒什麼事、相當安全的感覺傳達給對方，這點非常重要。以秀珍為例，若男友能在她身邊牽著她的手，溫暖地抱著她，對於協助她的病情穩定，將會大有幫助。

值得信賴的家人或朋友在身旁擁抱或輕拍安慰著說沒關係，這是防止病情發作日益嚴重的第一個方法。由於恐慌障礙發作時大部分伴隨著過度換氣症候群（Hyperventilation，過快且多次呼吸），因此，引導患者慢慢地深呼吸亦有助於緩解病情。

然而，恐慌障礙一旦開始發作，大部分的人，不但聽不進去這樣的話，也很難跟著做。因為他正處於極度興奮及慌張的狀態。所以，適時抓住病患的手或肩膀，對他說「跟我一起做吧」，然後一起進行深呼吸會更有效果。

慢慢地深深吸氣，再慢慢地吐氣，吸氣及吐氣，反覆做十次左右。大部分病患一開始會咳嗽或無法好好地做深呼吸。這時可撫摸其背部，或是擁抱他、鼓勵他，然後再次請他做十次的深呼吸，之後再慢慢地跟他說話。反覆執行這樣的過程之後，他的呼吸速度就會逐漸恢復正常，也能好好說話，就不會發作了。

恐慌障礙是任何人都可能罹患的常見疾病，因此有必要熟悉其症狀及因應方法。倘若平時沒有關於該疾病的相關知識，當家人或朋友出現恐慌障礙時，身邊人士會更加驚慌失措。邊叫著「怎麼會這樣？你哪裡不舒服？振作點！」一邊搖晃或強硬壓制病患，將會更危險。

倘若周遭人士對恐慌障礙所引起的發作症狀感到驚慌或反應過度，當事人可能會受到更大的驚嚇，因此，根據狀況慢慢地且慎重地應對非常重要。病患看到周遭人士的冷靜反應，也會沉穩地回應，並進而脫離恐慌。

做深呼吸時也一樣，在旁邊反覆說著「沒關係，沒事的」，會很有效果。並且叫病患一邊想著「我沒事，我沒事」「我很安全，我很安全」，一邊做深呼吸。等患者穩定到某種程度之後，請他直接把這句話說出十遍。
細心觀察病患的情況，將周圍可能會刺激到病患的尖銳物品遠遠地清理掉。關掉電視或手機等會發出吵雜聲音的設備。因為手機聲音突然響起也會成為其焦慮不安更加惡化的因素。
達到某種程度的鎮靜之後，患者可以慢慢地移動到能夠安坐、倚靠或躺下來的空間。以上是針對恐慌障礙的緊急處理措施，雖然不完美，但效果已充分足夠。當然，這些只是應急措施，若想根治，還是必須接受專家的正確診斷及治療才行。恐慌障礙僅透過藥物和諮詢就能獲得相當大的治療效果，也是可以治癒的疾病，所以不必過於擔心。
除了恐慌發作時的冷靜應急措施外，為了讓病患在日常生活中找回穩定，家人或朋友的幫助非常重要。恐慌障礙患者總想逃避自己發作的情況或場所。秀珍在發作後，也經常顯露出想要逃避乘坐地鐵的情形。雖然也可能是因為人太多，但根據推測，這是因為害怕被關在地下等封閉空間，以及列車這種狹窄空間而呈現出來的反應。
為了克服恐慌障礙，秀珍和男友一起練習搭地鐵、往返一、兩站。託這些努力的福，她現在可以自己搭乘地鐵行進較長的距離，狀況也已較為穩定。雖然進展有限，但是慢慢地，她學會了如何面對不正常的恐懼，以及處理刺激與不安的方法。

◑恐慌其實是自己打造出來的恐懼

在恐慌障礙的治療方面，**本人的意志比家人及朋友的協助更爲重要**。由於恐慌發作是不分時間及場所，無預警地驟然出現相關症狀，很多時候可以給予幫助的家人或朋友並不是剛好在一起。因此，平時有必要像唸咒語一樣地背誦「沒事的，我很安全」的話，從恐懼中撫慰自己。此外，也要隨時給予深呼吸的訓練，以便在恐慌症狀出現時得以及時適用。

很多人認為恐慌障礙是「無法預料也難以掌握的巨大恐懼」，如果認為它很可怕，它就會變得更可怕。因此，個人反而必須擁有可以好好安撫及調整自己的自信心。當然，在發作的那一瞬間，冷靜地進行呼吸或自我暗示等是非常困難的事。然而，在因恐慌障礙而受苦時，我們最應該先想到的，不是死亡或恐懼、害怕等負面的東西，而是我們所愛的家人和朋友，以及自己一定會沒事的正面信念。這種信念若能成為力量，就能消弭瀕死般的恐懼。

如同秀珍曾經歷過的痛苦及現在的穩定狀態一般，許多人過於畏懼的恐慌障礙，與想像相比，事實上並沒什麼大不了；曾經緊緊逼迫自己的恐懼及害怕，事實上是由自己想像出來，只要能體悟到這個事實，就能輕鬆地獲得解脫。

金惠男 朴鐘錫

給刻意不幸，總是憂鬱的你／憂鬱性人格

有一種人，一年三百六十五天沒有一天不是終日鬱鬱寡歡。他們佝僂著身體，肩膀下垂，背影總是顯得無精打采，彷彿獨自背負著世間所有煩惱的地滿臉愁容。

失去笑容、表情沉重又死氣沉沉的他們，看到那些表情快樂且幸福的人們，會不由自主地發出譏諷的冷笑。他們不僅視世間的快樂如敝屣，自己也無法享受快樂。

失去笑容的這些人以厭世及懷疑的態度看待世界。如果有人打招呼說：「早安！」他們會反問：「有什麼好？」如果有人看著花感嘆「太美了」時，他們就會說「馬上就會枯萎到沒什麼看頭」地大潑冷水。

他們有時會陷入一種**無力感**，認為這世界既沒正義又不公平，在這樣的世界裡，自己根

本無法有所作為。而且他們會用嚴苛的態度批判自己，稍有失誤就會後悔並不斷自責，痛苦不堪。有的人甚至會貶抑自己、自我虐待，說自己是個沒出息、愚蠢、一無是處的傢伙。

看到持續「衰神上身」的他們，我有時會想，他們是不是生活在莫非定律裡？而且，有時候他們看起來似乎是積極在追求著「不幸」。

◐對自己非常嚴苛的「後印象派」：宇振

宇振被同學們稱為「後印象派」。宇振皺著眉頭沉思的時間很多，很少露出笑容。他總是鬱鬱寡歡，認為人生是苦行的延續。

宇振還有一個綽號叫「正直生活的男子漢」，他一看到有違道德的行為，總是會火冒三丈。當然，他並沒有將這種情緒表露出來而引發糾紛。頂多是說出「人果然是自私的，這世上沒有活下去的價值」這種厭世哲學。

宇振因為責任感強，會認真地完成被交辦的工作，但是卻無法從工作中感受到滿足或快樂。他拒絕不了別人的請求，幾乎是有求必應，卻又總是意志消沉地說自己什麼都不會。而且，他對自己的一點點小失誤，都會後悔萬分且十分自責，認為自己是個「壞蛋」。

一年前，宇振交了女朋友。在週末的志工團體裡認識的女友，性格活潑開朗。因為喜歡宇振責任感強且沉默寡言的樣子，所以她先主動來接近他，而宇振也不討厭她。但他無法理解為什麼她會喜歡像自己這樣的男人，總是懷疑她是不是純粹出於好奇心才會喜歡自己，這點讓她非常生氣。

她想盡辦法企圖讓總是看起來憂鬱又寂寞的宇振能夠感到快樂。因此，她不但舉辦了一些小型活動，還積極表達愛意，傾盡各種努力。然而，宇振只是短暫地露出微笑，似乎並不特別喜歡或開心。對於宇振的冷漠感到厭倦的她，最終宣布跟他分手。

「我是一個不值得愛的人。女朋友也因此而離開了我。我不明白像我這種沒出息又沒用的人，為何每天早上都還能醒來，並且來到這個世界到處遊蕩。人生的一切都是虛無縹緲的啊！」

與女友分手後，宇振變得更憂鬱，對自己的悲觀態度也更加強烈。臉色蒼白且疲憊不堪的宇振，對於生活空虛感的控訴，更勝於失去愛人的悲傷。

若想找出宇振罹患慢性憂鬱症的根源，需要回溯至非常遙遠的過去。他說從小就覺得自己很不幸。宇振的母親認識了身為公司上司的父親，結果懷了宇振，於是開始了自己不想要的婚姻生活。父親一直推延與母親的婚姻登記，後來才知道原來父親是個有妻子，還有三個女兒的有婦之夫。母親生下宇振後，得了憂鬱症，父親在無法與母親分手的狀態下，過著在兩個家庭間來回奔波的生活。

幾年後，宇振的妹妹出生，母親因產後憂鬱症加劇而住院。由於外婆要照顧母親和妹妹，宇振只好到父親的原配家去住幾個月。當時，即便只是一點小事，父親的原配也會訓斥及虐待宇振，每逢此時，父親都會責罵宇振，認為都是因為他讓家裡吵鬧不休。

父親每次到他們家都會跟母親大吵一架，那時宇振總是抱著妹妹害怕得躲在角落瑟瑟發抖。後來父親離開原來上班的公司自己開業後，踏進他家的次數少之又少，母親就會經常叫宇振到父親店裡要生活費。性格冷淡的父親總會把幼小的兒子晾在外面等上好一陣子，才勉強給他生活費和學費，宇振對這件事厭惡至極。

「我從小就一直很想死。我真不明白為什麼必須要活著。但是，因為與我相依為命的母親，我也無法尋死。我覺得想死也死不了的自己，太悲慘、太可憐了。」

從小開始，他就覺得世上的所有事情既無聊又可笑，一直沉浸於這個世界是否真的值得我活下去的思維當中。他常覺得每天都活在地獄之中，所以經常有想死的念頭。然而，他對因為自己而與父親結婚的可憐母親感到非常抱歉，反而致力於成為一位用功讀書的模範生。

因為對母親的愧疚感及責任感，宇振比任何人都更努力地生活，但他的內心別說是對生活的欲望，連活下去的理由都找不到，非常空虛。他不理解那些歡聲笑語的人，在某些方面，他甚至覺得那些活得漫無目標的人們，看起來很可憐。

◑透過痛苦感受生存的「憂鬱性人格」

宇振可說是具有「憂鬱性人格」。宇振雖然陷入慢性憂鬱的情緒，卻沒有明顯的憂鬱症症狀，這種態度變成性格的情況，就是所謂的「憂鬱性人格」。最近多使用「低落性情感疾患」（Dysthymic disorder）取代憂鬱性人格作為診斷標準，但低落性情感疾患具有診斷範疇相當模糊且太過廣泛的缺點。

憂鬱性人格表現出來的特徵如下：

- 安靜、被動、優柔寡斷。
- 沉悶憂鬱、厭世、無法感受快樂。
- 自我批判、自我譴責、自我蔑視。
- 疑心病重、經常進行惡評、滿腹牢騷。
- 有良心、嚴於律己。

• 沉思、多慮。

• 沉浸於自己的不合適、失敗、負面事件等，甚至享受自己的失敗。

有些人會把不幸理想化，或者看起來像在享受痛苦。這種人被稱為「道德受虐狂」（moral masochism），這種道德受虐狂與憂鬱性人格密切相關。道德受虐狂是指不照顧自己並承擔所有辛苦的工作，卻仍頻繁遭遇事故或蒙受經濟損失等等，或者人際關係失敗的人。

道德受虐狂與自我譴責密切相關；他們的良心過度膨脹，即使是非常微小的錯誤，都會感受到極為強烈的罪惡感。他們因罪惡感而下意識地產生想要被懲罰的欲望。由於自認為犯了錯，理所當然必須接受痛苦的懲罰。

事實上，道德受虐狂跟憂鬱感一樣，每個人身上或多或少都有。這是我們受道德法則支配的超我發展過程中，所獲得的東西，不見得一定是病態及負面的。然而，就像所有疾病一樣，太過度就會成為問題。道德受虐意識若太過氾濫，不顧自己的快樂或幸福，認為自己毫無價值，為了洗刷負罪感而獨自背負沉重的包袱時，肯定會出問題。

對於自虐又憂鬱的人而言，人生是沉重的負擔。他們必須感受到痛苦，才會有活著的感覺。因此，他們積極追尋痛苦的經歷，認為對自己來說，幸福是從一開始就不被允許，所以在快樂中反而會感到焦慮不安。若仔細觀察他們的童年時期，就會發現，他們像宇振一樣，無法獲得正常的照顧，而且長期處於備受打擊的環境。

宇振不是他母親自願生出的孩子。而且也因為這個孩子，母親不得不維持她不喜歡的婚姻生活。宇振的年幼寫照，就是個在任何地方都不受歡迎的小孩。不僅母親由於罹患憂鬱症，無法照顧好宇振，外婆還把母親的不幸，歸咎在年幼無知的小孫子身上。

剛出生的新生兒會透過哭聲積極誘導母親的回應。此時，如果不是母親溫暖的身體接觸及愛，而是忽視與厭煩的情感襲來，嬰兒會以此經歷為基礎來迎接世界，形成自我觀念。換句話說，無論再怎麼努力，世界都不會回應我，反而會拒絕自己。因此，他對這個世界的觀感，遑論喜悅，反而只感到恐懼與艱難。

成長過程當中，宇振對世界抱持著負面看法，同時也認為自己對母親的不幸負有責任。這種想法因為外婆的緣故而更加強烈。外婆總是說「都是因為你，你媽媽才這麼辛苦，這麼不幸。」「要是沒生下你，你媽媽會過得很幸福。」

像宇振這種無法獲得適當照顧，長期遭受打擊的孩子，會認為自己是個無情、什麼都可以破壞、會偷走並毀滅父母生命力的壞小孩。他覺得自己在與母親的關係當中，就像蛀蝕別人生活及幸福的寄生蟲一樣的存在，使自己的存在變成一種負擔。此外，宇振內在的憤怒刺激著他的罪惡感，讓他覺得自己更壞。他為了得到愛，為了承認罪行，將快樂摒除於自己的人生之外，並且開始尋找困難重重的工作。

對孩子來說，父母不僅是犧牲者，也可能是攻擊者。孩子會把父母痛苦的模樣看作是對自己的責備及指責。從此，孩子會對身為犧牲者也是攻擊者的父母等同視之。在他的潛意識裡，拒絕享受這個世界的快樂，同時也拒絕父母，並辯稱自己不需要父母的愛。換句話說，父母不愛自己，不是因為自己不好，而是因為自己不需要愛。這是自虐者擁有的全能幻想，或許也是其生存之道。

小時候經歷過反覆性虐待或傷害的人，會將痛苦當作是愛來接受。亦即，他們會認為別人給自己帶來的痛苦，是關心與愛護的表現。因為與其被徹底拋棄，還不如被身邊的某人欺負來得好。此外，一如前述，這種人擁有一種痛苦也是根據自己的意志來選擇的全能幻想，藉此保護自己免於承受所遭遇到的痛苦和被拋棄的恐懼。也就是說，這種具有憂鬱性人格者，認為自己是比「承受所有痛苦」的其他人，更具優勢的人。

◑「你完全有資格變得幸福」

宇振的治療並不容易。許多憂鬱性人格的人抗拒治療。因為他們相信自己是個不能變好、變幸福的人，這種信念妨礙其痊癒進度。甚至在治療過程進行時，只要矛盾獲得解決，症狀反而可能會惡化，這又稱之為「負向治療反應」，因為過於嚴厲及道德上的超我，並沒有讓他擺脫痛苦的餘地。

對於唯有透過痛苦才能夠呼吸的人，或是非得透過痛苦才能享受、才能感受到生存的人而言，想要從痛苦的世界走出來的這條路難上加難。因為這是件要顛覆長久以來的生活框架，並賦予自己存在意義的事。

從某方面來看，他們在這個過程當中，可能會有種害怕自己變成什麼都不是的不安感襲來。然而，只要克服這個過程，就可以感受到存在於這個世界的生動感。從今而後，痛苦、悲傷、喜悅、快樂、幸福等，都可以用自己的方式如實地感受。為此，必須要讓他們嚴厲的超我，能夠拋下恐懼，展現出具有融通性、容忍度、現實的另一個超我面貌。

如同照顧別人一樣的照顧自己，就像原諒別人一樣的原諒自己，這是他們擺脫痛苦世界的出發點。在與自己和解，原諒自己的同時，也要承認，我也能像別人一樣過得幸福快樂。

幸福是我們的權利。即使殘存著童年創傷的不幸記憶，那也不是自己的錯。但也不能因此而一味責怪是某人的錯。所謂的人生，就是會發生各種無法理解、不可思議的事情。然而，克服這些事情，找到幸福，關鍵就在於自己。如果能夠感受到痛苦，就意味著也擁有足以感受幸福的能力與可能性。

金惠男　朴鐘錫

給燃燒殆盡，什麼都沒有剩下的你／職業倦怠症候群

有些時候，我們會超級討厭上班，裹著棉被，再一下，再一下下就好，撐著撐著，反覆確認手錶時，突然才會驚醒，開始準備上班。有時因為一個禮拜會造訪兩、三天的失眠症，所以夜裡沒睡好，直到凌晨才勉強合眼。由於身體的疲憊，故而對所有事情都感到不耐煩，對朋友或家人無緣無故地變得敏感，只會亂發脾氣。

百分之九十的人都有星期一恐懼症。即所謂的「職業倦怠症候群」（burnout）。職業倦怠症候群並不是正式的診斷，而是指急性壓力障礙和適應障礙、輕度憂鬱症適當混合的症狀。

勉勉強強地拖著身子搭乘地鐵去上班，還沒到公司就已精疲力竭。平日忙得不可開交，週末又要做堆積如山的家務事，有休息跟沒休息一樣，身體非常沉重。雖然每天都緊鑼密鼓地忙

碌著，但換個角度來說，一再重複同樣的事，太過令人厭倦且毫無樂趣可言。

儘管每個人的表現方式不同，但其症狀的共同點是「被榨乾了、精疲力竭、似乎再也支撐不住了」。在被燃燒殆盡，什麼都沒留下來的精疲力竭狀態下，身體無止境地往下沉，每一根神經都變得敏感起來，像一把利劍般刺向他人。

◑陷入追求完美之陷阱的「職業倦怠症候群」

職業倦怠症候群主要呈現在目標或野心太大，為了實現目標而全力以赴的人身上。當然，即使不是人格特質導致，現代社會不停地向前推進，人們也不由自主地被驅趕著，然而由於未能提供與勞動量對等的充足且優質的休息時間，所以潛在的職業倦怠症候群，呈現越來越多的趨勢。

若以接近大腦科學的角度來分析職業倦怠症候群的生成原因，可以解釋為，由於身體的能量來源——多巴胺和負責滿足的補償迴路異常，或者是因為壓力荷爾蒙皮質醇不均衡所致。簡單地說，就是在無法得知自己太過疲憊的狀態下，仍繼續工作，或者明知已經精疲力竭，但不得不繼續工作時所出現的症狀。亦即，超越自己的體力極限而繼續工作時，可能產生的症狀。

就像著名的廣告詞——「努力工作的你，離開吧！」一樣，通常這個時候，周遭的人都會建議你去旅遊或度假。然而這是個不切實際的建議。據說，最活躍於職場的三、四十世代，一年平均最多才休假四至五天左右。更何況，需要負擔養家活口重擔、有子女的人或職業婦女等，在休假那段時間，也要被另一種意義上的勞動所折磨。因此，除了極少數人一年能有一、兩個月的閒暇時間，去夏威夷或峇里島等安靜的度假村休假之外，旅遊或度假並無法成為根本的解決方法。

即使我們明知自己很疲憊，但往往還是會說「別人都這樣啊，累了又能怎麼辦，就算是為了薪水也要去上班」，極力忽視職業倦怠症候群的訊號。如果像這樣裝作不知道或無視自己太過疲憊的事實，我們的身體和心靈就會代替不懂得察言觀色的主人，發出情緒及身體上的訊號。對初次見面的人會提高嗓門，語氣變得尖銳，或在芝麻蒜皮的小事上，像個鬥雞般的敏感行事。例如今天就隨便逮個人來，想要招惹一下試試。

此外，還會開始推遲會議或業務，也不願意接受客戶或上司的聯繫。如果壓力越來越大，會逐漸產生不安和憂鬱的情緒，此時就必須以充分的休息，製造血清素，才能緩解疲勞的大腦和心靈。但是，在職業倦怠的狀態下，這是不可能的事，所以情緒會更激動，胸口發熱，慢性頭痛加上過敏性大腸炎，連便祕和失眠都會隨之而來。再加上處於恢復彈性下降的狀態，即使週末整天睡覺或休息，疲憊的身心也很難恢復。

◑「享受專屬於你的速度」

許多自我開發及心理學書籍裡都會寫著「別著急，邊休息邊找真正想做的事情吧！不要跟別人比較，試著滿足於小小的幸福吧！」然而，對於身心疲憊至極的人而言，古聖先賢的名言佳句，不僅不會輕易地進入他們的腦中，即使下定決心進行思想控制，也沒有想像中那麼容易。

不知從何時開始，我們的社會開始將成功視為最高價值，鼓舞人們要努力做、好好做、盡心盡力去做。對辛苦又疲憊不堪、想休息的人，會提醒他們要振作精神，再重新好好地衝刺；對想成就某事，享受成功喜悅的人，會鼓勵他們不要滿足於小小成就，應該朝著更大的成就快速奔馳而去。很少人會告訴你，可以慢慢走，休息一下再走，邁向目的地的過程也應該享受一下。

為了擺脫職業倦怠症候群，我的人生方向盤，包括油門和煞車都必須完全由我的意志來調整才對。而且要朝向我所決定的人生目標奔馳，不要執迷於他人的速度，必須要配合自己的速度才行。如果為了趕上旁人的速度而盲目跟著加速的話，就無法保持自己的步調。如此一來，速度的均衡感就會被打破，持續超負荷運轉的話，難免會精疲力竭。

若要維持自己的速度，就不能對他人的速度念念不忘。常言道，人生宛如跑馬拉松，如果過度加速而導致速度調整失敗，則很難跑完全程。我們明知這些理所當然的真理，卻仍然會犯錯，這是因為不是以自己的速度，而是捲入他人的速度，被拖著走的緣故。

若決心要維持自己的速度，就不能跟他人比較。不管別人快速奔馳，還是努力地跑，那都是他們的速度。倘若別人如此努力地奔跑，而在某處倒下，也不是我去扶起他們，而當我陷入他人的節奏中，使自己累倒，也沒有人會來扶起我。如同我的人生是屬於自己一般，我們也必須享受自己的速度。累了就休息，也可以少努力一點，不用活得那麼認真也沒關係。

當然，在與他人共處的人生當中，不比較是件難事。更何況，近來除非是扔掉手機，否則就會被不斷地拿來與別人的成功比較，連週末也不能安心休息。聽到朋友在蛋黃區買了豪宅或到歐洲玩一個月的消息，自己的小確幸就會消失得無影無蹤，而不禁深深嘆一口氣。想要賺到更多的錢，就必須比現在更努力地工作嗎？要不要跳槽到肯定我的價值的公司呢？放棄稍有空閒的上班族生活，乾脆來創業如何？開始來練瑜伽或皮拉提斯怎麼樣？如果會畫畫或彈一種樂器，我的生活會更充實、更有意義嗎？當被問及如何才能不像現在這樣汲汲營營，過上舒適且幸福的生活時，很諷刺的是，我們總會得到「更努力一點，更勤奮地向前奔跑」的答案。

為了維持自己的速度，有必要自私自利地生活。和罹患職業倦怠症候群的人交談時，你會發現，真的有很多人是過著一人分飾多角的忙碌生活。金科長既是智英的父親，又是高中同學聚會的總務，還是整棟公寓的管委，同時還扮演著多情的丈夫、寬厚的女婿角色。黃代理既是秀敏的媽媽，又是志工團體的總務，也是個愛撒嬌的小兒媳婦，對比自己小兩歲的丈夫來說，還扮演著姊姊般的溫柔妻子角色。即使不是為了要獲得稱讚，但是基本上，如果不想挨罵，一整天都必須要耗盡精力，並且東奔西走不得停歇。

在雙薪家庭變成不可或缺的時代，若想不厭倦且做好家庭、工作與育兒等事，首先必須要好好照顧自己。平時必須善加控制自己的步調，以免能量被消耗殆盡，尤其在身心一發出疲憊的訊號時，就必須把一切拋諸腦後，讓自己好好休息並再充電。在所有的事情都嫌麻煩，一點欲望都沒有的職業倦怠時期，我們不可能一直都調整得很好，並且能夠維持所有承擔之事物的平衡。若是自己都已經崩潰，感到生活枯燥乏味，只有鬱悶和想逃跑的想法之際，如何還能忠實於與他人的關係與角色呢？因此，在這種情況下，即使勉強也要暫時離開人際關係的中心，暫時脫離自己的角色，只要好好地照顧自己，好好地休息。

沉浸於冥想或平時一直拖延沒做的興趣時，所度過的時間即使只有幾個小時，但對自己而言，才算是一份稱得上是真正的休息、真正有放鬆到的禮物。如果真的很難的話，乾脆全放棄吧！只要做一、兩件最重要的事情就好，其他的就放棄吧！那樣絕對不會出大事的。也許你反而會感到不是滋味的是，這世界依然平穩，仍舊運轉得很好。

金惠男 朴鍾錫

給就算放假也不會休息的你／慢性疲勞症候群

就像流行歌曲裡的歌詞「我的笑不是真的在笑」一樣，有些人即使在休息也沒有真的好好放鬆。明明將身體靠在沙發上，或者躺在床上舒適地休息著，但不知怎麼回事，腦袋運轉得比工作時更加紛亂忙碌。彷彿一個做夜班工作的工廠，持續不斷傳來轟隆轟隆的聲響，突然想起無法解決的事情時，嘴唇開始發乾，手心直冒冷汗。儘管努力地對紛亂的思緒喊著「等一下！」但是談何容易。如果可以的話，真的很想從混亂的思緒中抽離，逃到遠遠的地方去。

現代社會不讓人閒著沒事做。雖然可能因工作太多致使身體勞碌繁忙，但更重要的是心靈與腦袋無法好好地放鬆休息。不斷襲來的刺激讓我們的神經無法放鬆下來。上週末與父母通話時沒好氣地說過的話，一整個禮拜都像沉甸甸的石頭般壓在心窩。早晨上班途中與妻子的小小鬥嘴，就像吞下的苦藥丸般，不斷地在腦海裡散發著苦味。

不僅如此。現在進行中的團隊專案沒有特別進展，似乎也像是自己的錯一樣，讓人感到抱歉，近來越來越讓人厭煩的上司的態度，也讓自己非常在意。除此之外，不知不覺間與同事們展開的競爭、讓人心裡不舒服的細微情緒、需要解決的雞毛蒜皮小事等等，似乎總是重重地按壓著自己的腦袋。身體的疲勞可以用休息來恢復，但是變得尖銳的神經，卻絲毫沒有鈍化的跡象。

◑ 從頭到腳全身疼痛疲憊的善英

撫養著七歲女兒的三十五歲的善英，從一年前開始就很容易感到疲倦。她想可能是因為體力變差的緣故，雖然嘗試著做運動，但身體還是經常感到沉重和不舒服。在舉辦祭祀或慶祝節日等大事後，屢次出現病倒的情況。而從六個月前得了重感冒之後開始，她一整天都是處於身體幾近昏厥的極度疲勞之中。

她下班後一到回家，就立即倒臥在床上，身體沉重到無法動彈的程度，根本無法做家事。休息了一會兒，好不容易準備好女兒的晚餐，她再次躺回床上，但肩膀總是像被石頭壓住般的沉重，身體就像被錘子敲打似的，每個地方都痛。

不僅如此。她的頭上像是戴著緊緊的鐵箍般，被勒得又重又痛，猶如感冒般的覺得脖子非常僵硬。有時對聲音也變得敏感，電視聲音不在話下，甚至連心愛的女兒的說話聲，都讓她感到厭煩。

在公司裡，善英的頭腦往往像被霧籠罩般的朦朧不清，無法集中注意力，計算數字時，有時會忘記中途對好的答案，有時甚至因為健忘症太嚴重而遺失物品。

一整天之中，她的身體像鉛塊一樣沉重而疲憊不堪，晚上睡眠不足的日子變多，一到早晨，就像被拖入地獄一樣，起床時感覺非常吃力。反正稍微做一點事，立刻就感到疲累不堪，工作過程當中一定要休息一下，漸漸地連說話都變得很辛苦，跟任何人對話一個小時以上，就會立刻精疲力竭。

「我周圍的人問我工作是不是太累了？勸我暫停工作休息一下。可能是因為這個緣故吧？我決定辭掉工作，休息一下。但是不知怎麼回事，即使我沒去上班，還是整天都感到極度疲勞，無法動彈。」

善英擔心自己是不是肝臟或甲狀腺出了問題，所以到醫院接受了檢查，但是沒有查出任何異狀。醫生說可能是運動不足及神經質的緣故，建議她要多做運動，因此她還根據醫生的建議，持續不懈地運動起來。然而，結果只有疲勞感更加嚴重，絲毫不見好轉的跡象。她想說可能是身體虛弱的關係，所以還試著去吃補藥，但一樣毫無效果。看不下去了的丈夫還當面指責善英「是不是裝病」，甚至感到厭煩。

善英在公家機關負責處理民眾請願相關工作。她平時性格內向又小心謹慎，不太會拒絕別人，所以只要有人拜託她，她常會全盤接納並為對方解決所有問題。因此，她獲得了同事和請願民眾們「親切又踏實」的一致好評。

來到醫院時，善英的臉色蒼白消瘦，顯得有氣無力，聲音細小微弱，毫無自信地喃喃自語，感覺上連說話本身都非常吃力。

「我的生活從來沒有輕鬆快活過。但是唯獨去年感到特別辛苦。身體如此，心靈也是……」

善英去年因為工作晉升問題，承受了莫大的壓力，但是最終被擠出了晉升的行列，挫折感很大。再加上照顧孩子的娘家媽媽腰部受傷，婆婆一邊幫忙照顧孩子，一邊開始干涉家務事，因此她即使下班回到家也無法放鬆。善英的體質原本就比較虛弱，加上從早到晚都處於緊張狀態，漸漸不斷地累積疲勞，結果從六個月前得了重感冒後開始，出現了整天都覺得極度疲勞的症狀。

◑身體千斤、頭是萬斤的「慢性疲勞症候群」

疲勞大致上可分為身體疲勞與心理疲勞。適當的身體疲勞可賦予我們活力與幸福感，完成了某事的成就感和變得旺盛的食慾、深度的睡眠，以及對即將來臨的休息的期待等等，激勵鼓舞著我們生活中的生動感和欲望。但是身體無法承受的過度疲勞會變成痛苦和疾病。因此，一定要忠實地面對身體的訊號，必須適當休息，以免積勞成疾。

與肉體上的疲勞感相比，真正的問題在於精神上的疲勞感。肉體上的疲勞感，只要下定決心好好休息幾天，就能重新好轉，但精神上的疲勞感，並不是休息就得以解決。此外，若精神上的疲勞感越來越嚴重，也會引發肉體疲勞。總是在腦海中揮之不去的擔心，這樣下去可能會落後的焦慮感等，不光是在休息時間，就連睡覺時也會讓我們輾轉難眠。倘若一直持續承受這種慢性壓力，就會陷入身心俱疲並導致疾病上身。

原因不明，臨床上無法解釋的疲勞感持續六個月以上，或一再反覆發作時，醫學上稱為「慢性疲勞症候群」。罹患慢性疲勞症候群的人，除了因疲勞感以致活動力下降外，記憶力或集中力也會變差，喉嚨腫脹、頸部周圍的淋巴結腫大，有時也會覺得疼痛。此外，也會感到肌肉痛和關節痛，頭痛而且會像被霧籠罩般，有種恍惚的感覺，睡覺也睡不安穩，稍微做一點事立刻就感到很疲倦。

慢性疲勞症候群是每一千人當中就會有一人出現的症狀，好發於二十至四十歲之間，女性比男性多兩倍以上。該病的起因包括病毒感染、免疫力下降等多種可能性。雖然至今仍未有明確的事實根據，但近來壓力逐漸被認為是重要的成因之一。

慢性疲勞症候群患者們在青春期前，很多人都有過不安的經歷，因此對刺激反應敏感，發痛物質的分泌增多。結果，對他人能夠輕鬆承受的微小刺激，也會反應激烈，進而感受到身體上的疼痛。

此外，他們對壓力也會產生非常敏感的反應。適量的壓力可以成為驅使我們準備好及發展的原動力。但是，像慢性疲勞症候群患者這樣，害怕接受來自世上的無數刺激，也無力因應沉重的無力感時，小小的壓力就會像滾雪球一樣擴大而變成苦不堪言。對他們來說，這個世界是非常可怕的地方，是充滿憂慮和擔心之處。因此，他們總是處於緊張狀態，壓力的強度或持續時間，往往會達到常人難以想像的水準。

被長時間的慢性緊張與痛苦所折磨，身心必然疲憊不堪。雖然會有「休息一下應該會好一點吧？」的想法，但罹患慢性疲勞症候群的人所感受到的疲勞，並不是過度勞累所致，因此休息並不能有所改善。

慢性疲勞症候群是相當痛苦的疾病。無論再怎麼檢查，也無法發現異常，好藥用盡也沒什麼效果，還無法取得周圍人士的理解。然而，患者的症狀並不是想像，而是真正的疼痛。讓他們**承認自己是真的生病及疲憊是治療的第一步**。

為了減輕身體的疼痛及疲勞感，首先必須開一些減輕肌肉痛和關節痛的處方藥物，然後在他們能力所及的範圍內減少工作量。另外，有必要進行適當的運動，幫助恢復體力，並減少壓力。

儘管百分之八十的慢性疲勞症候群患者會呈現出憂鬱症的主要症狀，是無法明確區分這是不是因慢性疲勞而導致的二度憂鬱。但更重要的是，即使他們自己沒有覺察，還是會經歷憂鬱症，如果從這些症狀的底層去深入挖掘，就會發現他們童年時期的憂鬱已經根深蒂固。

出現憂鬱症的症狀時，雖然抗憂鬱藥或抗焦慮藥會有所幫助，但效果只是暫時性的，應該同時進行適當的心理治療，才能讓症狀有所改善。此外，患者彼此之間可以組成互助群體，相互交流資訊、分享經驗，並彼此鼓勵以賦予希望，對病情的好轉也將大有助益。

◑「只有吐露出陳年的憂鬱，身體才會變得輕鬆」

「才這麼一會兒時間，我又累又痛都快昏倒了，為什麼大家還是覺得我在裝病呢？」

善英對家人或朋友們無法理解自己，認為自己的疼痛是裝病的行為感到憤怒與挫折。而且醫院也找不出明確的理由，就無條件地把原因歸結為神經質，讓她非常生氣。

為了善英，需要家人的理解與協助，於是我進行了家庭訪視。我向善英的家人說明**她的症狀不是想像，而是眞正的生病**，並詳細說明善英的狀況，也對他們強調善英需要適當的運動及規律的休息。

與家人面談後，丈夫的態度略有轉變。他不再指責善英是「裝病」，也開始幫忙她做家事。光是這種小小的變化，就讓善英覺得疼痛減緩許多。

「也不是特別憂鬱，但也沒什麼值得開心的事。就是對自己的生活沒有任何感覺。」

在誘導家人給予理解和協助的同時，我也嘗試給善英開了醫藥處方。她在諮詢談話當中，沒有表現出明顯的憂鬱情緒，卻傳達了凡事無精打采、無法感受到任何樂趣、沒有自信心、不知道以後怎麼活下去的無希望感。

我推測她的慢性疲勞症候群的病根，具有憂鬱症的成分，因此開了抗憂鬱藥。而且因為她

長時間在生活中壓抑自己，估計內在矛盾應該很多，於是開始對她進行精神治療。

「我的生活沒有什麼大問題。我的每一天跟別人比起來也不算太累。三十多歲的雙薪夫婦都一樣，就只是去公司上班，回家後做些瑣碎的家事而已。我之所以感到這麼疲倦，或許是因為我的身體有問題或者體力不支的緣故吧！」

在剛開始進行精神治療的幾個禮拜，善英主要提及的都是自己身體的問題。但隨著諮商面談的進行，她內心的悲傷開始逐一釋放出來，如同池塘潰堤般，吐露了來自冷漠的丈夫及婆家的壓迫感與孤獨感，還有公司工作和家務事同時並進的艱難之處。藉此她也終於承認，過去這段時間自己感到非常吃力。

善英也逐漸開始講述自己小時候的記憶，重溫了她對經常把「辛苦」兩個字掛在嘴邊，但對養育孩子相當消極的母親的回憶。母親個性內向又消極，經常為家事所苦，父親無視於這樣的母親，掌管著家裡大大小小的一切事務。

善英是兩女一男當中的長女。雖然母親對女兒們不太關心，但對最小的弟弟卻是呵護備至。善英從小就經常生病，但未曾有過被母親溫柔照護的記憶。談及對女兒生病只覺得麻煩而且煩躁的母親，對女兒的學習同樣漠不關心，甚至做錯事也懶得加以責罵……善英對母親的愛恨之情湧上心頭，第一次流下了眼淚。

相較於這樣的母親，父親對子女的問題則是過度反應，並想掌管子女的所有問題。善英當然只能依靠父親，為了獲得父親的關心與認可，她一直認真學習，始終保持名列前茅的成績。但同時，她也對是否能一直保持此等好成績而感到擔憂及不安。

「雖然我怨恨媽媽，而且努力想得到爸爸的認可，但越是這樣，我越覺得空虛。」

在談話過程進行當中，善英開始意識到父親橫擋在子女與母親之間，也承認自己非常想念母親。

透過這些回憶，善英原本面無表情且疲憊的臉上開始流露出情緒。隨著再次體會到過去的自己有多辛苦、多孤獨、多生氣，善英在心理諮商過程中放聲大哭，**正式面對自己內心深處的憂鬱**。相反地，她越能發洩出這種情緒，身體的疲勞症狀就越來越減輕。

當然，在心理諮商治療之後，善英仍然會感到慢性疲勞和肌肉疼痛等。然而，這種痛苦不再讓她無精打采。而且**最大的變化是**，**善英不再害怕自己的身體症狀**。反而重拾了自信心，認為可以適應自己的身體症狀並調整生活，症狀也會跟著好轉。善英目前仍然小心翼翼地照顧著自己的身心，現在她已經找回自信心，並逐漸抱持著希望，相信自己也能如願地做想做的事情。

◑不管怎麼樣，地球都不會滅亡

無論多麼巨大的痛苦和悲傷，人類都有戰勝它的力量。對自己的信任與自信心是戰勝所有疾病的基礎。慢性疲勞症候群也是如此，除了獲得家人或周遭人士的認同與支持之外，患者本人的意志也非常重要。

慢性疲勞症候群患者最大的問題，在於對發生在自己周圍的事情感到害怕及恐懼，而恐懼立刻成為疲勞的原因。在恐懼的環境中，我們只會感到緊張，並且變得疲勞。但若能冷靜思考，將會發現那並非多麼可怕的事情。

就算沒有仔細處理工作業務，被上司訓了一頓，你也不會因此瀕臨死亡，地球也不會因而滅亡，不是嗎？況且上司也不會因這麼一點小事就開除你。即使冰箱沒整理好、客廳亂七八糟，婆婆也不可能因此而加害於你。會把你趕出家門？還是要求你離婚？**撼動你的人生般的恐怖狀況，並沒有想像中那麼容易發生**。

此外，擔心也不能解決問題。面臨某件事情時，過度擔憂反而會讓問題難以解決。只要針對那件事去思考及想辦法解決，不要跟其他事情扯上關係而想得太複雜，這點很重要。即使事情沒有解決，回到家裡，或者在休息時間內，也必須忘了那件事。

在公司已經發生的事情，無法再挽回的問題，下班後坐在沙發上一想再想，還能想出什麼好辦法呢？還不如將時間花在放鬆身心，好好躺在沙發上休息這件事來得更好。若是內心忐忑不安，既不能休息，也無法熟睡。相反地，如果斬斷所有紛亂的思緒，充分地休息過後，用清醒的頭腦去面對工作，問題更容易解決。

偶爾需要有「工作不順利，難道地球會滅亡嗎？」的膽識，要用這種態度來讓自己好好休息。不要讓慢性疲勞在我們身體和心靈中累積，這才是從慢性疲勞症候群中保護自己的方法。

金惠男　朴鐘錫

給無視「自己」的幸福，活在「他人」關注下的你／說謊癖（mythomania）

有些人活在別人的眼光裡。對於一去不復返，只有一次的時間和只有一次的人生，他們不用自己的視角，而是以別人的眼光來評估自己的人生，以及感受幸福。

他們在與朋友、戀人、家人共餐時，一邊喊著「等等！」一邊按下手機的拍照鈕。將品嘗美食的快感，以及與珍惜的人共度的幸福感都拋諸腦後，他們只集中在向他人展示自己打造好的形象。他們甚至以層層堆砌的謊言來包裝生活，致力於展現出美好的一面。因為唯有如此，大家才會羨慕並認可自己。

無視自己的人生而活在他人眼光中的人，通常被稱為「關種」。所謂「關種」，是「關心種子」的縮略語，是指希望得到他人關心的欲望，已達病態水準的狀態。二〇一〇年以後，這個用語在青少年之間像流行病一樣的廣泛蔓延，也被廣播和媒體廣為使用，後來乾脆變成了專有名詞。

如今，比起「想得到關注」這個名詞的本意，更多被用在負面的地方，亦即譏諷及看不起特定對象之意，也常與關愛缺乏症和中二病、說謊癖等詞語一起使用。

不管願不願意，我們都有與他人攀比，希望得到他人關注的欲望，此為人的本性，是不容易改變或放棄的事。再加上人是群體的動物，無法離群索居，因此，適度地引人關注，也會成為維持生活動能的要素。然而，**過分執著於他人的關注，稍有不慎就會有失去自我的風險。**

我們不能否定或失去目前的自我樣貌及自我定位。對於現在的自己感到羞愧並想隱藏自己，意味著不想承認自己的潛力與可能性，而且亟欲拋棄自己。

我們也不能在尚未全盤瞭解自己的真實面貌及能力的狀況下，就被動地被他人的欲望、關注與評價所左右，如同被追趕似的生活著。因為，**眞正的幸福感不是來自他人的評價或關注，而是源於對自我的滿足感。**

◑被「按讚」數和留言數左右情緒的明動

明動在臉書（Facebook）上傳了吃午餐的照片和一篇簡單的日常生活文章。這是一間位於韓國合井洞的著名美食店，由於是曾經因等待時間太久而放棄了好幾次的地方，所以他預期網友的回應，應該也會很好。當然，他也沒有忘記用「#日常 #合井洞上班族 #〇〇壽司 #高中同學」等各種連結關鍵字，附加在主題標籤上。

三個小時後，他去確認「按讚」的數量，但反應卻很差。這是電視報導過的美食店，為什麼會這樣呢？「按讚」數只有兩個，而且根本就沒有留言。六個小時後，他再次確認貼文，「按讚」只多了一個，總共三個。

為了拍攝在餐廳的打卡照（proof shot），明動光是頭髮就整理了三十多分鐘，脖子上還掛了平時不戴的社員證，但卻是徒勞無功。在同一期間，朋友的時間軸上出現了新的貼文。那是一位目前在當基金經理人的高中同學，一個小時下來，就有一百個「按讚」數，二十則留言，同樣都是吃完飯拿著咖啡拍的照片，究竟哪裡不一樣？

仔細看了朋友貼文裡的留言，他發現，兩人的差異非常明顯。在朋友的貼文裡，充斥著進口車與名牌手錶，還有大家羨慕的大企業的入社考試等，充分能吸引人們關注的刺激性內容。

三天後，明勳再次發表了新的貼文。

○○電子 第一次合格！ 全新的挑戰^^

12 2

・哥，你離職了？

・恭喜，堅持到最後，加油～

○○電子 第二次合格！ 剩下最後的面試了……好緊張，哈哈！

25 3

・哇～明勳即將成為S公司的員工了？

・哥你好厲害！最後成了的話，要不要去相親？

・哥，我會為您加油到最後！

○○電子 最終合格！！ 感謝各位的支持～～

27 8

・明勳哥！你知道我一直很支持你吧？^^

・恭喜恭喜，聚會時記得叫上我～～

・哥，恭喜您！○○電子吔……真好。

・這並非○○電子的公開招聘時間……騙人的吧？

　・請問您是哪位？什麼都不知道，不要自卑啊。

　・自卑什麼啊……我在網路上找都找不到……

　・是資深人員特別招聘！

　・特別招聘？哈哈哈，是真的話，亮出准考證及合格信件呀，沒辦法吧？

只為了吸引關注而編造謊言上傳的貼文，不知是誰在窮追不捨。驚慌失措的明勳苦惱著究竟要刪掉貼文，還是繼續堅持到底。話說回來，大家不都是那樣包裝自己的模樣，偶爾添油加醋地活著嗎？可以裝作視而不見的事，為什麼要拚命找碴，追根究柢呢？明勳完全無法理解。

◑被困在想像城堡裡的假明星之「說謊癖」

「戲劇性人格傾向，解離性記憶的認知錯誤，虛談症（confabulation）」

這是明勳的診療紀錄中記載的內容。他是所謂的「說謊癖」患者。在進行心理諮商時，明勳說：「因為必須參加新進員工研修，所以不能經常來醫院；因為〇〇電子比我預期的還不怎麼樣，雖然我合格了，但是也有可能不去報到。」在錯誤的自戀及炫耀欲（炫耀自己存在的欲望）裡，明勳是以優秀的大企業新進員工身分存活著。

「臉書的朋友在一個月內新增了一百名。嗯，聽說這次寶馬汽車（BMW）大規模召回，看來還是選賓士汽車（Benz）會好一點。啊！這次休假我和女朋友去了峇里島，飛行時間實在太長了。」

妄想在字典上的定義是「因病態而產生的錯誤判斷或確信」。所以，妄想與誇張不同，它應該包含「完全無法理解」「不合理的」等內容，典型的例子有「我是上帝」「外星人生活在我的腦海中」等等。但是，並非只有這種極端強烈程度的內容才被歸類為妄想，在妄想形成的早期階段，是從簡單的謊言和否定現實等更輕微的狀態開始。

假設你數學考試得了七十分，因為怕被媽媽罵，謊稱考了九十分。在成績單寄到家之前，都一直隱瞞這個事實。媽媽再次問道「真的是考了九十分嗎？」時，雖然有點心慌，但還是回答：「嗯，九十分。」

「怎麼辦，要不現在說出實話，認個錯？不行，可能會因為我說謊而被罵得更慘也說不定……」

隨著成績單到達日期的逼近，苦惱也更加嚴重。一方面，被認可及原諒感覺上比較棘手，相反地，以新的謊言或辯解來逃避相對顯得容易得多。經過一番思索後，你最後可能決定把成績單丟掉，謊稱沒寄到，或乾脆篡改成績。

這樣的過程反覆多次後，連自己都會開始混淆。開始覺得這跟自己事實上考了九十分沒什麼兩樣。「得了七十分的真正的我、肯定會被媽媽責罵的我」有意識地嘗試相信「陷入下意識狀態後取得了九十分的我、被媽媽稱讚的我」是真的。甚至當有人指責「你又沒考九十分，不是嗎，為什麼要說謊？」時，還會反駁對方、諷刺對方，企圖擺脫此一困境，不願意接受事實。因為我們會堅信，只有自己處於得到九十分的虛構情況下，才能獲得平靜與幸福。

明勳也慢慢地創造了○○電子新進員工金明勳的身分。進行心理諮商時，我在想，究竟明勳在自己創建的虛構環境裡，會暫時感到幸福，還是會比在現實環境，感到更空虛及孤單。我煩惱著到底是要建議他承認並正確地面對現實，還是讓他活在自己創造的世界裡，放任他待在短暫的寬限期裡。至少身在其中，明勳不會感到孤單，不會被忽視。即使那並非現實。

究竟應該選擇接受現實，然後變得憂鬱，還是選擇在妄想中沉醉於虛假的幸福，其實是一個比想像中更加困難及複雜的問題。「當然要面對現實！」我們通常可能如是想，並很快地下結論。但是必須仔細考量相關準備及時間點，否則明勳很有可能會再次否定醫生所投入的心血，選擇更加鞏固及強化自己的世界。「那個醫生懷疑我？是因為嫉妒我嗎？他根本沒有專家的資格！說不定不是醫生呢！」等，這種妄想將會逐漸變得更加嚴重。

◑「關種」，用別人的眼睛評價自己的人們

與「關種」（關心病）意義最相近的臨床診斷是「**戲劇性人格障礙**」（histnionic personality disorder）。患有戲劇性人格障礙的人，為了吸引周遭人士的注意，經常會表現得很誇張，乏

麻蒜皮的小事也會大聲嚷嚷及痛哭流涕，就像在世界盃獲得優勝的人一樣，激烈地歡呼。

人際關係也是一樣，在不怎麼親近的朋友婚禮上，就像自己是新娘似的淚水直流，喝酒時還嚷嚷著兩人是世上獨一無二的好朋友，但遇到困難時卻總是躲避著不聯繫。不僅如此，他們彷彿自己是連續劇主角般的行動，希望所有事情都能備受關注。因此，他們更傾向於追求華麗的外表與外貌，為了得到異性的關注，有時會過度地展現外貌及性魅力。

與他們誇張的表現與外表大異其趣，他們的內心和情感深度往往十分膚淺。當自己無法成為主角時，他們的心情會急劇滑落，然後指責及攻擊其他受到關注的人，想方設法地把注意力轉移到自己身上。

由於自己是這樣，因此在面對他人時，相較於內心與內在，他們會過度執著於對方的學歷和職業等外表和外貌，還有物質層面。因為他們的人際關係並不真實，無法深刻地瞭解彼此，所以往往不能與人維持長久的情誼。

戲劇性人格障礙約占總人口數的百分之三，多見於女性。當然，患有戲劇性人格障礙的人，也並非全都是缺乏關注，只要知道有那種傾向即可。

因為罹患關心症的人對於關注自己的事非常敏感，所以對周遭人士評價自己的話或背後的議論、指責都相當敏感，而且會致力於儘量不要表現出戲劇性人格的傾向。

近來，相對比較不需要看別人的眼色，同時也可以盡情展現和散發出自己戲劇性人格傾向的方式登場，那就是臉書和Instagram（ＩＧ）。只要在自己的帳號裡上傳本人的文章或照片，就能即時獲得想要的關注，也能夠即時確認回饋。此外，要上傳什麼照片和文章，純粹是自己說了算。對於患有關心症的人來說，沒有比這更好的遊樂場了。

當然，遺憾的是，讓他們高興的同時，也是讓他們感到悲傷和憂鬱的存在。那就是「按讚」的數字和「ＩＧ追蹤者」的數字。它赤裸裸且殘忍地將大眾對自己的關心程度，還有自己受歡迎的程度傳達給本人。

明勳不忍心停掉帶給他壓力與被剝奪感的社群網路服務（Social Networking Service, ＳＮＳ）的理由是什麼？為什麼要執著於誘發其負面情緒的關係呢？在溝通和孤立、斷絕和孤獨、比較和自卑感混合存在的ＳＮＳ空間裡，我們不斷地評價他人的生活，也接受他人的評價，在展示和炫耀的同時，被忽視的狀況亦反覆發生。

執著於ＳＮＳ，過度熱衷於別人眼中的自己，過度敏感且執著於別人之評價的缺乏關注症與戲劇性人格傾向，也可以看作是一種**行爲成癮**。

所謂行為成癮，是指明知會出現職業性、社會性損傷，或是抗藥性、戒斷症狀等負面結果，卻仍反覆進行特定行為的失控狀態，其種類包括賭博或遊戲成癮、購物或性愛成癮等等，倘若進入別人的Instagram，明知會因嫉妒和自卑而心情變差，但還是不忍心移除Instagram的話，也算成癮。

因歪曲的價值觀所造成的錯誤比較，容易帶來焦躁和不安，也會讓自己對現狀不滿，導致將自己的生活是否有價值的判斷交給他人，讓他人的關心度成為自己幸福的標準。如果因追蹤者數和留言數弄得自己暈頭轉向，對自己的日常生活，以及其他該做之事的集中力，就會逐漸下降。當我們的注意力逐漸散漫之際，想要實現某種事情的熱情，也會一點一滴地消失，不再追求自我期望或自我信守為真的生活，只是執著於他人認可的模樣、別人羨慕的樣子，進而去模仿，慢慢地變成為別人而活。

◑ 不管怎麼說，都只是「別人」

明勳的「說謊癖」一開始微不足道，並不是特別大的謊言，也稱不上是妄想。他只是羨慕那些有錢的朋友，不想因此而喪氣，所以就略微打腫臉充胖子而已，但是一再反覆說謊時，強度就越來越大，成為逐漸遠離現實的虛構故事。

想像遲早會被打破，謊言最終會被揭穿。真相暴露後的自己，會比實際的自己顯得更悲慘、更不堪。如果不想面對這樣的自己，就必須在面對任何人都有的虛榮心、想掩飾弱點的小小謊言、讓自己顯得更差的失誤時，訓練自己能更坦率地面對自己的方法。而且最重要的是，**必須要愛護和珍惜當下的自己**。

為了坦率地面對自己的本來面目，必須體認到「**別人的關注無法提高我們自己的自尊心**」這一點。SNS上的留言或按讚、加朋友數等反應，為自己帶來的利益非常有限，也只是暫時的。追蹤者數必須超過十萬人，宣傳或廣告代言所帶來的經濟收益才會增加，但這樣的情形，事實上不到百分之二。一般人即使「按讚」數達到一百個左右，也只是覺得臉友對我的照片和文章很感興趣，心情一下子變得很好；如果達到兩百個，心情會更加愉快。但是，這不僅改變不了我們的生活，而且如同善意的留言數般，惡意留言數也會跟著增加。

不僅如此。一如按讚與好奇心的反應一樣，令人不愉快的貼文和提議的連結性也會增加。因為大眾非常無情、善變且膚淺，不會對照片和文章大為感動或大失所望。他們只是覺得「哦？還不錯。」禮貌上或道義上「按讚」而已，並不會傾注太多時間和精力去關心別人的生活。因此，不需要對他們的反應過度高興或失望，更何況那也不能成為個人自尊心高低的標準。

如果你希望過著不虛張聲勢的生活，能更進一步感謝自己現在的生活，儘管緩慢，但卻永不停歇、持續發展的生活，就必須鍛鍊自己的身體和內在，而不是著重於可以向別人炫耀的外貌。

別人再怎麼有影響力也是別人。**我的生活主體最終還是我自己**。不要把連自己人生成長都嫌不夠的寶貴時間，浪費在因為太在意別人的視線而編造虛假的自己身上。跑三公里、登山、寫日記、做簡單的料理等等，透過自己人生的小挑戰與前進，將視線從外部回轉到自己身上，盡情地集中能量吧！

也許你會認為這些瑣碎小事能有什麼意義，但是累積小小的成就感，才是讓自己的人生更加活力充沛的方法，也是從只追求華麗、執著於外表的生活，回到踏實的自我人生當中最確實的方法。

不是名牌，而是自己實際需要的東西；不是〇〇電子，而是尊重和熱愛自己的實際工作；不是向別人炫耀的生活，而是充實且真誠地度過每一天，這些事情對自己而言，真的非常重要。

—星期天下午一點—

不比較會幸福嗎？

有時候，不管幸福與否，一整天忙著忙著一下子就過去了。但是，如果在SNS或聚會中看到其他人的生活時，就會突然有種「啊！原來我並不幸福。太不幸了！」的想法閃過腦海。

相較於別人光鮮亮麗的生活，我過的日子顯得寒酸、艱難又可憐。那麼，不跟別人比較，會幸福嗎？

朴鐘錫：「比較」不能說是好還是壞，它像是人類的一種本能行為。依我看，所謂比較，不就是想在群體之中證明自己嗎？在比較人我之間的不同之際，肯定會產生差異，由於這種差異而產生情緒起伏，是很自然的事。即使是負面的情緒，與其說是「比較」本身的問題，不如說是如何接受差異的問題。有些人透過比較，會獲得更精進、更成功的能量，有些人透過與他人的比較，則會變得沮喪和憂鬱。

金惠男：這不就是個非常原則性，又很無趣的答案嗎？哈哈哈！你知道女人為什麼喜歡打扮？女人打扮自己是為了比其他女人更漂亮。當然，男人鍛鍊肌肉、增強男性美，也是同樣的理由。不僅是人類，動物也會在群體中相互攀比，致力於以更出色的模樣占據優勢，然後爭個排名第一還是第二的順序。雖然不知道動物藉此能感受到幸福與否，但是無論如何，人類透過這樣的比較，可能會感到幸福，也可能感到不幸。為什麼會這樣呢？為何無法比別人更占優勢時，就會覺得不幸呢？

換個問題來說，名列前茅的人真的比較幸福嗎？擁有比別人更多的財富、更大的權力，或更聰明的話，真的會更幸福嗎？

朴鐘錫：好像不是那樣。我有個好友以第一名的成績畢業於美國名門大學。她是位女性，碩士和博士學位都是在全球最頂尖的大學取得，任誰來看都會瞠目結舌的一位頂尖聰明的人物。但是，她本人卻非常自卑，說是在同一族群裡，自己的智商最低，身高和外貌也不太突出，經常陷入自卑感情結。所以為了彌補自己的不足，她總是更加努力學習，渴望獲得第一。

此外，她結婚後與丈夫的關係非常惡劣，已經惡劣到想離婚的程度，但是不能輕易下決心的原因，在於在意別人的眼光。她害怕曾經羨慕自己的朋友會嘲笑自己。即使以虛假的方式演出，也要裝作幸福洋溢的模樣，即便僅剩下空殼的家庭，也必須要維持下去，才不會招來朋友的譏笑。

看到她被別人的視線所束縛，陷入了不得不閃躲自己的不幸，這種進退兩難的境地，真是讓人感到非常惋惜。

金惠男：她的幸福似乎是來自於被他人認定自己是有能力、能夠被愛的人。假如別人不認為她是「最出色、最優秀」時，就會覺得自己很不幸。但是這不僅是她的問題。近來人們似乎總是以他人的眼光來判斷自己的幸福，以等級來衡量幸福的典型。

我們小時候也是這樣，但是現在更是變本加厲。孩子從學校回來後，爸媽都會問：「你今天有獲得什麼表揚嗎？考試得了多少分？」經常和同學比較，以分數和名次來衡量孩子的價值，明裡暗裡都是如此。因此，孩子常會拿自己與他人做比較，為了更優秀而掙扎，稍有落後就會產生自己得不到愛的不安感。在那種狀態下長大成人。成為大人後，我們不再以成績，而是以財產或權力、地位、職業等其他東西，來與他人進行比較，並認為落後於別人的自己非常不幸。

朴鐘錫：父母和大人的生活態度好像也會原封不動地遺傳到孩子們身上。近來的孩子們，一到冬天就會按照羽絨衣來劃分等級。據說光是國中生，一班三十名左右的孩子就分成了五組。最火紅的一組說：「如果想進入我們這組，請購買○○羽絨衣。」如果穿不到近五萬元的羽絨衣，就會被趕出該組。

不只限於羽絨衣。有些人會說：「我們這組寒假來去峇里島吧！」如果做不到這一點，也必須離開該組。如此這般，以皮包、羽絨衣、海外旅行等金錢和物質將自己分為最上層、上中層、中上層等五組進行排序。此外，近來孩子們也會以生活的區域與居住形態、公寓品牌等來評定朋友等級。甚至因為住在別墅，被戲稱為「別墅乞丐」，住在出租公寓的，被戲稱為「出租乞丐」。像這種從小開始就自然而然地以父母的資產或職業來分組及排序，似乎變成不想比較也無法置身事外的世態民情，讓我內心感到非常苦澀。

編輯：結果是人類以「比較」這個手法，讓自己處於不幸啊！有沒有可以逃避「比較」的方法呢？

朴鐘錫：有些人因為不喜歡與他人比較所招致的剝奪感，於是乾脆孤立自己。斷絕與朋友的聯繫，一概不從事任何社群媒體的相關活動，僅維持生活最基本的人際關係。與其去參加一次同學會，然後比較這個比較那個，無緣無故變得憂鬱，還不如不去。再加上近來隨著網路和社群媒體的發達，只要點幾下就能瞭解別人的生活，很容易就能自然地進行比較。因此，有些人認為若想避免因此產生憂鬱感，唯有自我孤立一途了。

金惠男：應該不要逃跑才對。閉上眼睛、捂住耳朵就會幸福嗎？不要拿他人跟自己比較，不要評價自己是否有出息，只要尊重自己的生活，並努力從中找到滿足感和幸福感即可。幸福指數高的國家的人民，無論自己是開貨車還是當政治家，都認為那只是他具有該方面的素質而已。他們能夠知足地生活，而我們的文化卻是所有東西都拿來排名。從第一名排到最後一名，比較一下誰更優秀。因為沒有多元化的價值觀，所以無條件認為必須學業成績優良、獲得第一名，才會受到關注和喜愛。物質也是一樣。即使家財萬貫、坐擁豪宅，並不代表內心幸福。因此，我們可以肯定擁有財富和地位的人，但沒有必要羨慕他們。

編輯：若想讓與他人的「比較」產生正面效果，整個社會文化都必須改變，這是需要時間的問題，所以首先應該改變每個人的想法。

金惠男：沒錯。比我優秀的人到處都是。好不容易在讀書方面勉強獲得了第一名，然而，面對又會念書長得又帥的某人，就讓自己再度陷入自卑。即使去做了整容再加上塑身，勉強提升了顏值，但是又會出現某個住在豪宅的人。我們若是持續不斷地比較與被比較，就會被慢性的剝奪感、空虛感及憂鬱感所折磨。以他人的眼光評價自己的人，最後將無法滿足於自己的生活，也無法從中找到幸福感。

金惠男
朴鐘錫

承認你的不幸／否定現實

「不，這是夢！」

面對突如其來的不幸，電影中的主角常常會慘叫著否定現實。雖然知道那樣不可能改變現實，但還是會先否定一下。因為只有這樣，才能從眼前的痛苦中稍微擺脫出來。

在我們使用的防禦機制中，最不成熟的就是否定（denial）。正如其名，就是否定自己身上的屬性，或是發生在自己身上，但是不想承認的事情。

例如，就像罹患癌症的病人說著：「不，不可能。我多麼健康，怎麼可能得了癌症！這絕對是診斷錯誤。」然後拒絕去醫院或持續換醫生一樣，人往往會拒絕接受不幸的現實，哪怕只是為了暫時的平心靜氣。

美國媒體人亞曼達・瑞普立（Amanda Ripley）在其著作《生還者希望你知道的事》（The

Unthinkable:Who Survives When Disaster Strikes-and Why）中發表了一項研究結果指出「受災的人表現得與一般的預料不同」。遭受海嘯、恐怖攻擊等災難的人，在感知到災難訊號後，往往過了很久才做出逃難的行動，這是因為很多人認為災難會避開自己，亦即產生「難道這樣的事情，會發生在我身上嗎？」的否定心理。

如此這般，人們通常不願意承認已經發生或正發生於自己身上的不幸。如果承認這一點，好像自己就變得非常悲慘、軟弱無力、不值一提，或者覺得一旦承認之後，會沒有自信承受隨之而來的憤怒和挫折感，所以乾脆否認這些事情的發生。

但是，否認過去經歷的不幸，並不代表那件事就會消失無蹤。那麼，隱藏在內心深處的記憶和附著其上的情感，就會脫離我們的控制，在不知不覺中傷害自己。

◑把不幸粉飾為幸福，脆弱的聖洙

聖洙性格開朗活潑，經常照顧周圍的人，並承擔著各種瑣事，因此無論在哪裡都受歡迎。但是，在一次聚會上，聽到人們在背後說自己過於急躁後，他開始變得非常憂鬱。身體就像被水浸濕的棉花一般，做什麼事都意興闌珊，且不願意與人見面。

「我時時刻刻都以身作則，努力地過日子。參加聚會後，還負責整理善後。一動也不動、只知道吃喝玩樂的你們，有什麼資格罵我？」

聖洙說，面對那些指責自己的人，由於感受到的背叛感和憤怒情緒過於強大，導致他無法入睡。我對於聖洙的情緒頗有共鳴，但另一方面又擔心他陷入極度的憂鬱之中，為了尋找原因，我先問及他幼年時期的記憶。

聖洙像講述電視劇的劇情一般，談起冷漠且對子女漠不關心的父親，以及經常生病的母親，還有自己從很小開始就照顧母親的童年記憶。

「父親對小事也愛發火。所以，我必須經常看父親的眼色，為了不惹爸爸生氣，我要做母親做不到的事情。」

「小小年紀，心裡一定很累吧！」

「不，這個程度是任何一個家庭都有的小問題。那時我們一家人相處和睦，沒有什麼大問題。」

聖洙在談起自己和家人在童年時遇到的問題時，表現得毫不在意。他說在結婚後，每逢週末也都會回母親家收拾家務，睡一覺再回去。雖然因此和妻子經常產生齟齬，不過聖洙紅著臉笑著說，怎麼可能這樣就離婚。

在一年來不斷的心理諮商中，聖洙說任何話都沒有任何感情的動搖，只是淡淡地講述。在治療師不厭其煩地對他過去的行為和情況進行解讀之下，就像做作業似的故事才逐漸展開。

經過持續一年的心理諮商之後，我才開始看見聖洙的淚水，而且他變得鬱悶且沉浸在悲傷之中。每當提起兒時的艱辛問題，就極力否定「我們一家人過得沒有什麼問題」的聖洙，現在終於開始吐露內心深處的情感。

「我非常孤獨和害怕。當時我是個需要爸媽保護的小孩，但是沒有人保護我，也沒有人照顧我。我不喜歡父母親吵架，也害怕父親發火，所以即使我很疲累，也要照顧和幫助媽媽。」

他比任何人都希望擁有一個幸福和睦的家庭，所以承認自己的童年並不和睦、也不平靜的這個事實，對於聖洙來說，是極大的痛苦和悲傷。

聖洙為了保護母親和建立和睦的家庭而努力，但是如果承認自己因此而感到孤獨和痛苦，之前的努力就會化為泡影，還需要承認父母親其實有很多問題的事實。因此，聖洙才執著於堅信自己的家人沒有任何問題。

聖洙的夢想是成為受到父母疼愛、讓父母引以為傲的孩子，放棄這個夢想對聖洙來說，是一件非常危險的事，因為這樣會使他所度過的時間變得毫無價值，並且爆發出對父母的憤怒。因此，他至今否認並迴避現實，產生了副作用而陷入了莫名的緊張與茫然不安之中。

所幸的是，透過持續的心理諮商，聖洙開始承認自己的不幸，看到了問題的本質。正因如此，他產生了解決問題的能力。雖然在此一過程中，必須面對過去的不安和悲傷，並且承認對沒能保護自己的母親的憤怒，但是唯有如此，聖洙才能真正地看清自己和父母的模樣。

同時，他也知道母親亦是由於童年的艱辛，不知道如何扮演好母親的角色而心靈受創。透過這些認知，他才瞭解自己對母親總是有種莫名的負咎感和不快感的原因，也才能從那份情感中擺脫出來。

◑ 承認過去的不幸！那是解決問題的起點

知己知彼，方能戰而勝之，**若瞭解自己內心深處的痛苦是什麼，就能產生治療它的力量。**如果能夠承認和正視因害怕自我而否定及壓抑的記憶，就代表著自我有了因應它的力量。

每個人都有感到不幸的時間或瞬間，也有因為羞愧而想死的時間。但如果一味地否定和壓制它，反而會失去解決它的機會，結果將導致不幸和丟臉的矛盾被隱藏在更深、更黑暗的洞穴之中，然後變成無形的力量，影響著我們的現在。

不過，我們也沒有必要因而刻意想起痛苦的過去。埋頭於負面事件或工作上，反而會使感情或思考方向都朝著負面的方向發展，從而加深憂鬱和憤怒。那種記憶在和專科醫生進行面談時吐露出來就已足夠；而那段諮商時間的經驗，會幫助我們安全地化解過去的矛盾。

如果不幸的過去記憶不是停留在洞穴裡，而是時不時地浮現出來折磨自己，就要面對它，而且要堂堂正正地喊出來。

「是啊，我過去很辛苦，所以很生氣、很傷心。但是現在我已經長大成人，即便經歷過那麼艱難的時刻，我還是成為這麼不錯的人。這是我的力量，不要再讓過去來支配我了！」

計畫男（Plan man）的一天／強迫症

電影《愛在心裡口難開》（As Good As It Gets）的男主角梅爾文（Melvin），走在路上絕對不會踩到人行道地磚的紋路，並且極度討厭和別人接觸，總是在人群中閃來躲去地走。去餐廳他總是坐在固定的位置，用自己親自準備的免洗刀叉吃飯。甚至還會對親切地要借西裝給他的人大喊：「怎麼能穿別人穿過的不乾淨的衣服？」

韓國電影《計畫男》（Plan Man）的男主角正碩從上班、睡覺、去廁所的時間，乃至上班途中過馬路的時間，都精確地配合一定的步調，過著按表操課的生活。凡事都設定好鬧鐘，依照計畫來過日子，對他來說是最祥和的生活。他無法想像計畫出錯，更是無法忍受生活步調被打亂的事情。

由於是電影情節，所以我們可能會覺得有些誇張，但是在現實生活中，還有比這更嚴重的人。對於患有強迫症的患者來說，除了時間、清潔、安全、整理、整頓之外，他們更傾向於追求各種東西的井然有序，不僅令本人，也令周遭的人感到痛苦。

有一次，一位患者怕我開給他的藥有副作用，在網上搜索了一百三十二種藥的副作用，為了回覆他一一追問的一百三十二個問題，我甚至花了兩個小時的諮商時間。結束後，他開門出去時，可能還是不放心，「醫師，可是，或許……真的沒事嗎？」對數字「三」有強迫症的他，最終又反覆問了三十三次同樣的問題，才轉身離去。

◑檢查又檢查、反覆確認的英洙

英洙今天也是六點準時起床。一如往常，他打開窗戶換氣後，用打掃家中各個角落來啟動這一天。他打掃時總是戴著口罩和衛生手套，並且持續三十分鐘。由於不敢使用公廁，英洙每天早上總是在家排便後，洗淨全身，接著吃五種維生素和簡單的麥片，然後前往地鐵站。

英洙在出門時反覆檢查煤氣閥和電器開關。等了一會兒電梯後，他還會再次回家，反覆查看煤氣、暖氣、電器等。最後鎖上玄關門後，也一定要再拉門拉五次，這樣才能放心。望著一動不動的堅實大門，露出滿意笑容，英洙的上班準備這才算完成了。

每當電梯門打開時，英洙都會非常緊張。在電梯裡，如果和別人擦肩而過，不知為何，他總會有一種不對勁的感覺，所以每當有人走進電梯時，他都會蜷縮著身子。搭乘地鐵時，他經常會使用第一列車廂，儘量避免與人接觸。

英洙的表定上班時間是九點鐘，但他總是提前半個小時到公司，用濕紙巾將自己的辦公桌、電腦螢幕和鍵盤都擦一遍。

此外，連放在抽屜裡的檔案，他也重新整理得井然有序。花十五分鐘清理完辦公桌後，他才開始辦公，首先是發電子郵件給客戶，而且相同的內容分別三次發送到Hotmail、Naver及公司的電子郵件帳號上，再用簡訊和Kakao Talk告知收件者「已經發送了郵件，請確認」。接著十五分鐘之後一次、三十分鐘後再一次進行電子郵件傳送接收的確認，如果至此時尚未收到確認通知的話，他就會慢慢變得不安起來。

電子郵件發出一個小時後，如果沒有收到確認，他就會給有業務往來的職員打電話，此時，對方往往會很不耐煩地說「為什麼要一直催呢？」英洙完全不能理解要求儘快處理所負責的業務，為什麼是件煩心事。

若是電話打了三十分鐘，仍沒有收到確認，接下來他索性就會發電子郵件給客戶的上司，要求對方確認員工是否有收到郵件。如此這般，過了兩個小時之後，組長把英洙叫過來，突然發了脾氣，說客戶方傳來抱怨，要求英洙處理事情要懂得隨機應變。

「不，如果凡事通融的話，就會讓事情做得馬馬虎虎，我不明白為什麼要那樣做！」

聽到英洙的話，組長似乎有些鬱悶，嘆了口氣，不停地捶胸頓足。

其實，英洙從高中開始就經常聽到別人批評自己「滿腹牢騷」「疑神疑鬼」的話。參加大學入學考試時，他擔心原子筆的墨水會出問題，準備了十枝水性筆，考試當天就怕堵車，提前四個小時趕到考場等候。考試時，他如果遇到不懂的問題，就會無法翻到下一頁解其他題，浪費很多的時間，而且老是擔心答案卡是不是有漏畫，至少檢查了五次。

除此之外，英洙和朋友吃飯時，會覺得各自的湯匙在湯裡攪來攪去有點怪怪的，結帳時若不能正確平分到百元單位，也會感到不滿。因為這些事情，他和朋友們吵了幾次架，不知從何時起，他覺得一個人吃飯反而更舒服。

◑ 病態完美主義的「強迫症」

強迫症是指就算本人不願意，但是反覆進行特定想法或行動，屬於焦慮症的一種。具有該症狀的患者，約占總人口百分之三，常見於高學歷、高社經地位、高智商的人士。尤其是成功或聰明的父母，往往以自己的這種傾向來要求子女，因此由遺傳或環境方面造成的情況也很多。

關於強迫症的原因，雖然出現諸多理論，但是最可信的假設是血清素減少和調節不均衡所致。當人感到不安時，為了擺脫不安而產生的衝動情緒，會表露出強迫行為。

佛洛伊德主張，具有強迫傾向的人，經常會出現的攻擊性、對清潔的過分執著的原因，在於排便訓練。亦即在三至四歲的肛門期，因分辨尿液、排便的失誤而經歷羞恥感的情況，產生過於執著清潔、整理和對汙染的恐懼。

事實上，在幼兒園裡，不小心在同學面前小便或大便，會讓孩子感到莫大的羞恥。這段經歷以後會成為**羞恥的記憶**，也可能成為**創傷**。有這種經驗的孩子在成年之後，具有完美主義或強迫傾向的情況很多，對於潔癖，或是純潔、清潔、傳染病等等，會抱持著過度敏感的態度。

大部分強迫症患者像英洙一樣，即使物品或書籍稍微破損也無法忍受，反覆檢查大門、煤氣、電器等與安全有關的東西，每天洗手數十次。他們會意識到自己的這種行為多少有些過分。明明確定已經鎖好，而且鎖上的機率接近百分之百的概率，但他們還是會這樣做。因為只要有那百分之一到百分之二的不確定感，不安的想法就會湧上心頭，就會讓他們突然感到忐忑不安，忍不住檢查又檢查。

「萬一門開著怎麼辦？小偷闖進來，錢沒了，我的人生就完了。」

「如果煤氣閥門沒關上怎麼辦？萬一著火了，家具、家電、衣服都會燒掉吧？若是火勢蔓延到鄰居家，說不定會被關進監獄。那麼我的人生就結束了。」

這些看似是誇張到荒誕不經的想像，但是強迫症患者所感受到的不安感，卻總是如此迅速地走向悲劇性的結局。而且，一想到這裡，如果不回去確認門有沒有鎖好，一整天都會處於不安之中，做什麼事情都不能專注。總是得跑回去再次確認，才能放心開始思考下一件事。

這種傾向就連本人也感到很不方便，但是更辛苦的是周遭的人。如果一起吃飯或旅行，只要一分開，就要一一追問和檢查，這所有過程都要一起經歷，所以會讓人難以忍耐。如果是真正親密的家人或許還好，但若是朋友或戀人的話，去忍受和理解此一面貌，需要付出相當大的努力。

強迫症是不僅讓本人，也讓周圍的人都倍感辛苦的疾病，有著讓人際和社會關係方面存在諸多不便的症狀。尤其是患了強迫症之後，會出現職場工作的困難、和戀人爭吵等問題，所以併發憂鬱的情況也很常見。這種疾病最令人傷心的是，患者本人清楚地瞭解自己現在的行為或想法，不管任誰來看都太超過和奇怪了。

◑「打破一下你的規矩，不會出什麼大問題」

英洙因為強迫症，最終不得不和交往的女朋友分手，和朋友的見面次數也漸漸減少，連在職場上都處於危機狀態。所以我建議同時進行心理治療和藥物治療的英洙，把注意力集中在運動方面。首先，透過集中於運動這種外在的刺激，可以避免強迫性的思考，還能促使產生強迫思維的大腦邊緣系統和基底神經節，透過運動消耗掉其能量及熱量。

對於強迫症患者來說，最重要的是練習**不要在意和培養耐心**。像是洗手洗了八次，但要洗到十次才能安心的這種自己也覺得奇怪的想法停止之後，在某個瞬間，就會不在意並能集中精神於其他事情上。

事實上，這種方法也經常用於治療之中。例如，若是老想要洗手，就在記事本上寫上正字的一畫，又想起來，就再添上一畫。就這樣看著逐漸增加的筆畫數，讓自己瞭解「我今天又有了幾次這種想法，又這麼執迷不悟」。另外類似的方法還有兩種，一種是每當想到這些事情的時候，就吃一顆巧克力，或是嘴裡含一顆糖果。不管是什麼，重要的是找到適合自己的「迴避強迫性思考手段」。

近來最常用的治療方法是使用隨身攜帶的智慧型手機，每當出現相同的想法或欲望時，可以聽音樂或觀看YouTube影片來轉換注意力。

如果上述方法是迴避強迫症的想法，那麼以下介紹的方法就是正面較量。事實上，將這兩種方式適當地交互使用，效果最好。

當自己想強迫自己行動而感到難以忍受和無法忍受時，需要自己去安撫自己的不安和衝動。不洗手，堅持一次的時候給自己獎勵（例如平時想吃的零食），忍了十次就買自己想要的東西等激勵，也是很好的方法。就這樣忍一忍，冒犯幾次後就會發現，即使自己規定的規則和秩序稍有偏差，世界上不會發生任何事情，生活也完全不會動搖。

金惠男　朴鐘錫

所有的情感都屬正常／情緒控制

「遭到信任的朋友背叛，實在太氣憤、太生氣，因為埋怨他而睡不著覺。被這種情緒包圍的我，是不是很沒出息？」

被信任的朋友背叛的話，會感到憤怒、生氣，因而討厭那個朋友，這是理所當然的事。如果被朋友背叛後，依然喜歡他，而且心情愉快，不是反而更奇怪嗎？

快樂、幸福、高興、歡樂、滿足、舒適、穩定、挫折、絕望、恐懼、無聊、冷漠、欲望、悲傷、寂寞等等，這些人類所感受到的各種情緒，都是微妙又多樣到無法用語言表達，而且都是再正常不過的情緒。

情緒也是一種訊號。對外界或內部發生的事件做出反應，使我們心靈和身體產生能量的變化，這種情緒在告訴我們自己現在的心理狀態的同時，也具有適應性。例如，憤怒是為了保護自己不受到不公正待遇的情緒反應；恐懼是為了避免發生危險，比如遇到蛇，而做出的情緒反應；悲傷是適應失去重要對象的一連串情緒反應；快樂是獲得對自己有益的或自己想要的東西時的情緒反應；嫉妒和吃醋是不想輸給別人，或者為了不被搶走而產生的一種競爭心理；不安則是預告著某種可怕的事情會發生時的情緒反應。

情緒是由本能產生，不容易受到控制。但人類為了彌補從無意識中湧出的情感，具有在意識領域活動的「理性」功能。理智和情感有時像朋友一樣彼此互補，有時像敵人一樣互相爭鬥，為尋找合適的力量平衡而努力不懈。

◑做情感的奴隸，還是情感的主人？

即使是再成熟的人，也會在某一瞬間陷入了情感漩渦，因為情緒化的行為或決定而犯下大錯。

可見情感的力量相當強大。對此，《理性的情緒化：精神科醫師拆解七種支配生活的基本情緒》（La Force des Émotions）的作者克里斯托夫．安德烈（Christophe André）表示：「情感是聽話的僕人，同時也是缺德的主人。讓情感儘量活躍，但不要放鬆對情感的調節。」這句話意指感情既可以成為我們生活的原動力，也可以成為危險的陷阱，也隱含著一切取決於我們如何對待感情。

那麼，如何控制像脫韁的野馬一樣瘋狂的感情，並把它當作人生的原動力呢？無論情感的力量多麼強大和充滿誘惑，我們都不能臣服於它，也不能無條件地壓抑它。就像駕駛四輪馬車一樣，要抓住馬的韁繩，有時享受速度，有時欣賞周圍景色；就像旅行一樣，我們要學會抓住這條感情的韁繩，好好調節它，使它幫助我們奔跑。這樣，我們的人生就會更加生動有趣。

‧傾聽感情所說的話

感情具有一種溝通功能。那是對周圍的人，或者對自己說「我的狀態如何」的吶喊。滿腔怒火的孩子，其實是在喊著：「我得不到愛，太傷心了。」嫉妒和吃醋到心急如焚的人喊著：「因為你比我好，所以我感到自卑，想搶走你的東西。」在孤獨中顫抖的人，則好像在喊著：「我想念你們，希望你們接受我。」

當我們內心產生某種情緒時，沒有必要害怕，也沒必要想著「我只能這樣嗎？」而感到羞愧，所有的情緒都是很正常的。它就是一個訊號，告訴別人你想要什麼，為什麼而沮喪，處於什麼狀況而已。

我們必須瞭解自己的情感原貌，並且認可它，這是我們做情感的主人的第一步。

・不要害怕感情

仔細觀察我們的內心，就可以見到所有類型的情感。那裡並不一定只有正面和美好的情感，也有些既可怕又令人害怕的情感。但是，有這種負面情緒並不表示你就是那樣的人。我們有時會因為想殺人的憤怒而嚇一跳，有時則會因為對別人的嫉妒而無法入睡。另外，挫折和絕望也會導致我們感到憂鬱、自卑、憤怒和無力。

這些情緒會出現在所有人身上。但是，當我們感受到這種負面情緒時，如果覺得自己像成了壞人一樣，並開始壓抑自己的感情的話，那麼這種情緒就會堆積在心裡，開始折磨自己。這是因為被壓抑的情緒，已經變成了無法用理性控制的強大力量。

當我們生氣的時候，要面對自己的怒火，並且承認它。那麼，我們就會思考問題出在哪裡，然後設法適當地化解這股怒氣。如果因為不當的事情，而不得不發火，我們可以採取適當的應對措施，保護自己不再受傷，也可以告訴對方，我生氣了，讓對方小心注意。這樣就可以阻止造成傷害的惡性循環。

換句話說，就是要瞭解自己的感情，使它在自我控制之中。因此，不要害怕面對自己的情緒。所有的情緒過一段時間就會消失，如果想要阻止這些負面情緒，它就會變得更濃烈。讓情緒就像溪水一樣，像風一樣輕拂自己就好。如此一來，這些負面情緒就會逐漸平息。然後，我們最好仔細想一想，在自己身上究竟發生了什麼事。

・表達情緒

不要壓抑情緒的意思，並不是說讓情緒隨心所欲地爆發。情緒不是發洩就能消除，反而會讓我們更加無法鎮定。因為情緒一旦高漲，就會伴隨血壓上升，或是顫抖等身體症狀，如此亢奮的身心狀態，並不會輕易平息，結果是怒火導致討厭的情緒更加強化。

情緒不是靠發洩，而是要表達出來。若是我們能記住溝通是情感原本的功能之一，就可以很容易理解。一如「悲傷時最讓自己感到能安慰的，就是理解我的悲傷，並在一旁安慰我的人」這句話，感情需要他人的共鳴。

為了遇到彼此產生共鳴的人，需要告訴對方自己處於什麼樣的情感狀態。告知的方法是表達感情。有些人平時情緒十分壓抑，不知什麼時候突然冒出一句：「我累了。」或者「我很難過。」在這種情況下，得到的回答往往是：「你傷心的話，我就是想死的程度了。」或者「你難過的話，其他人是要怎麼生活呢？」或者「不要裝模作樣」等無心的話。因為之前一直壓抑著自己的悲傷和痛苦，完全沒有表現出來，所以對方很難認同這種感情。但是真正苦惱的當事者，卻因為沒人能夠認同自己的感情，而感到遺憾和挫折。

因為感情是一種能量，所以必須透過適當的表達，來防止能量的累積。**情感的表達對於自己的精神健康是相當必要的**。高興時能感受到快樂的能力，悲傷時能表達悲傷的能力，生氣時具有說出「我生氣了」的能力。雖然這看起來沒有什麼特別，好像是理所當然的事，然而，事實上恰當地表達自己的感情，就是不畏懼自己的感情，若想要意識到自己的感情為何，就必須具有適當地掌控情緒的自信心。

．不要讓負面情緒停留在內心太久

感情有擴大和傳染的特點。在愉快的人身邊，心情會變好；如果有人生氣或傷心的話，在一旁的人也會感到緊張或意志消沉。

如同在群體中一樣，一個人的內在，也有自己深刻的情感特徵。因為感情和思考會相互刺激和誘發。心情好的時候，其他開心的事情或幸福的事情會不斷浮現；憂鬱和生氣的時候，先前委屈和生氣的事情，也會接二連三地浮現，最後，這股怒氣會衝上腦門，直到爆發出來。這種情況下，有時會忘記自己當初為何生氣。

如果無法在適當的時機停下來，情緒就會讓人聯想到與之相符的想法或記憶，而這種想法具有誘發類似的情緒上升的效果。因此，如果生氣或感到委屈，就必須儘快整理好情緒，從中擺脫出來。當然，負面情緒並非都是壞事，生氣或悔恨等情緒，會告訴我們有哪些失誤或錯誤的行為，或者自己到底在哪些方面比較脆弱等。但是若沒有就此罷休，繼續停留在內的話，負面情緒會在不知不覺間壓抑自己，把能量和時間浪費在針對已經過去的事情發火。所以，儘快消除負面情緒吧！就像轉念一樣，我們的情緒可以靠自我意志，充分地改變方向。

‧窺探他人的情感

我們對於自己因為他人而受到傷害的事情極度敏感。因為身邊的人無心扔下的一句話，整夜翻來覆去睡不著覺，生氣很久而無法忍受。但是我們卻不曾想想自己也可能會同樣地傷害他人。說不定我們只是在迴避自己的存在本身，就是會傷害他人的這件事。

就像自己的感情很重要一樣，別人的感情也同樣重要。感情具有溝通的目的，因此，在知道自己的感情狀態的同時，也需要知道別人的感情是處於什麼狀態。唯有如此，才能給彼此最小程度的傷害，並且根據彼此的需要，調整情緒表達的尺度，讓彼此能夠舒適又安全地進行溝通。

對他人的感情產生共鳴的能力，必須建立在和諧和深厚的人際關係之上。猶如我們希望某人能夠關注自己，對自己的孤獨和悲傷感同身受一樣，我們身邊的人也同樣迫切地希望被如此對待。切莫忘記，就像我們自己容易受傷一樣，對方也可能是敏感而易於受傷的存在。

不要只專注於自己的情緒，也要仔細觀察別人的臉孔和眼神，然後從對方的角度來看待事物。如此一來，就能夠感受到對方的情緒。透過這些努力，我們就可以避免彼此之間不必要的情感衝突，用感同身受的溫暖微笑來相互激勵，進而會產生向前邁進的力量。

—星期天下午一點—

如何處理負面情緒？

人生在世，每個人都會有急躁、怒火中燒、因內心受傷而變得憂鬱或悲慘的情況。很多時候，因為沒有控制好這些情緒，會導致事情越發嚴重，我們要如何才能處理好這些負面情緒呢？

金惠男：我認為沒有所謂「負面」的情緒。只是有些情緒超過自己可以控制的範圍，因此就會成為問題。情緒是告訴自己內在哪裡出了問題的訊號。所以若想要解決這些情緒，首先需要正視這些情緒。只有認清「啊！我生氣了」「啊！我覺得很難過」「啊！我感到好孤單」等等情緒，才能好好地安慰自己，健康地表達出來。

編輯：意思就是說為了控制好自己的情緒，首先要正視並承認自己的感情吧？

金惠男：對。這是幾年前的事了。有一天，一位長期接受門診治療的患者，和家人一起來到了醫院。原來，在過去的一個月裡，患者的母親和姊姊突然相繼辭世。家人因為擔心他受到衝擊而導致病情惡化，所以希望醫院能夠增加用藥量。然而，我並沒有增加劑量，而是告訴他的家人說：「如果是那種情況，恐怕連健康的人也會情緒大受打擊。」並且告訴患者，對家人的死亡感到悲傷和痛苦是理所當然的事情，如果用藥物抑制這種悲傷，之後反而會成為問題。

我並沒有增加用藥量，而是委託患者家屬，希望在患者悲傷時能夠一起傷心，想哭時能夠一起哭。當然，當時我確信患者完全可以承受這種痛苦，所以才提出這樣的建議。事實上，後來那位患者告訴我，多虧當時健康地克服了悲傷，才能恢復自我情緒管理的自信。

編輯：在正視自我的情感之後，為了能夠好好地安撫它，健康地表現它，需要做哪些努力呢？事實上，好好地撫慰和健康地表達生氣或憤怒等負面情緒，不是一件很容易的事情吧？

朴鐘錫：像是憤怒、悲傷、厭惡等等，算是負面情緒的代表吧！其實這些是任何人都會產生的情緒。但是，有些人將這種情緒投射於外，有些人把它深藏於內心。負面情緒若不能及時健康地釋放出來，一直放在心裡，就會變成一團危害心靈的毒素，極有可能發展成憂鬱症、火病或其他身體疾病。

若想健康地釋放出這種負面情緒，首先要客觀地看待自己的感情。站在第三者的立場，從稍微遠一點的角度來觀察。如果不停地思考和執著於負面情緒，就無法擺脫惡性循環。

此外，我們體內的負面情緒，可以利用像是運動等舒緩筋骨的活動釋放出來。目的是將關注焦點轉移到他處。如果不想在自己體內累積負面情緒，就要有意識地向外展露出來。對此，有很多樣方法可以使用，例如可以跟別人聊天、做激烈的運動，也可以一邊吃好吃的東西，一邊放鬆心情。

金惠男：還有，也必須跟導致負面情緒的對象保持距離。特別是針對產生憎惡或憤怒等，有明確對象的情緒，需要去瞭解引發這種情緒的對象或原因。

編輯：那如果太討厭和厭惡一個人的話，和他保持距離會有什麼幫助嗎？

金惠男：如果負面情緒太過於濃烈，會吞噬掉自己。若是極度憎恨一個人，那份厭惡會毀掉自己，不僅睡不著覺，吃不下飯，工作也做不好。所以，首先應該承認對他的憤怒，也要思考自己是否有必要對他投射過多的感情。到底那個人算什麼，讓我陷入了憤怒的情緒之中，導致食不下嚥、輾轉難眠，甚至無法正常生活。請試著問問自己，他到底有沒有這個價值？大部分的回答肯定是沒有。既然如此，就應該冷靜地分析一下，決定該繼續，還是斷絕與他的關係。如果彼此像家人一樣，是想斷也斷不了的關係，那麼和他在感情上保持距離，也是很好的方法。也就是維持形式上的關係，但是斷絕過多感情的聯繫。

編輯：如果是那種不成熟而無法控制感情的人，情緒積累起來，可能會患上心理疾病，或者瞬間爆發出來，做出盲目的暴行或殺人等極端行為。若是如此，一旦產生悲傷、不安、憤怒等，令人痛苦的情緒，是不是應該及時釋放出來呢？

金惠男：是的。但是我認為情緒應該是「表達」，而不是「宣洩」出來。人往往誤認為唯有自由地宣洩自己的情緒，精神才會健康。但是盲目地宣洩情緒，不僅有可能使情緒更加激動，也可能成為對他人的暴力。

朴鐘錫：沒錯。人們似乎不太清楚表達和引爆自己情緒的區別。理論上，應該用成熟幹練的方法，合乎禮儀或時宜地表達情緒，但是人們卻誤以為可以隨意宣洩自己的情緒，所以出現了很多問題。

而且當人們過於注重自己的感情，主觀地做出過多解釋的危險也會增加。例如，當別人說出對我帶來傷害的話時，我們並不會在瞭解「為什麼」之後就結束，而是會說出「你到底多看不起我，所以才說出那樣的話？」或是「你平時總是罵我，我絕對不能原諒你！」並將火氣與憤怒持續擴大。此時，必須讓自己客觀化，亦即從情緒中抽離開來，去做理性的思考。明明是和「我」有關的事情，但在和別人聊天的過程中，聽聽別人的意見，也就有了時間的間隔，可以爭取時間，讓理性的大腦能夠客觀地看待自我的情感。

金惠男：所以不是有生氣的時候，數到十再講話的這種說法嗎？因為在數數的過程中，可以稍微平息一下怒火，避免一時衝動的話脫口而出。

編輯：我覺得有數到十的能力，或者能夠和朋友或周圍的人聊天來釋放怒火，都算是健康的人。但是如果是因各種原因被孤立，或是拒絕主動溝通的人，該怎麼辦呢？

朴鐘錫：有些人即使不一定要和他人溝通，也會用自己獨特的方式，健康地化解讓自己不舒服的情緒。雖然不是運用對話、冥想、宗教活動等方法，但是也可以透過大啖美食、流汗運動、觀看動作激烈的體育賽事或看電影、電視劇等，暫時緩解壓力。主要是採用非常單純，需要單維的刺激和即時的反應，雖然是性急的人緩解情緒的方法，但是如果不希望自己的憤怒，演變成對他人的直接暴力，即使有些不足，也應該多少採取一些行動。

金惠男：我的一位患者說他生氣的時候，就把高爾夫球當成是讓他生氣的那個人，盡情地打球，他就會消氣。與其說這是對對方的暴力，倒不如說是透過猛烈地擊打某件東西，然後把火氣和壓力，一起拋到九霄雲外。

朴鐘錫：對。這是一種自我套路或自我暗示。某天在電視連續劇中，我看到某位醫生在看診時飽受患者的折磨之後，就走進後面的房間，然後猛地拍打娃娃，接著又笑著回到診間。先不論這個方法好壞與否，重要的是創造出讓自己能夠表達憤怒、擺脫憤怒的模式。

金惠男
朴鍾錫

對象分明的過度和病態的不安／焦慮症

「夠了，夠了！呼吸困難，感覺快喘不過氣。」

有一次在牙科接受治療時，突然聽到旁邊傳來的吶喊，嚇了我一跳。患者的臉上蓋著牙科用的隔離障（dental dam），以免治療時濺出水來，看起來似乎是因此之故。幸運的是，醫生發現患者有症狀後，幫患者清理了隔離障，讓患者重新調整呼吸，病情才逐漸穩定。

從症狀來看，患者可能是幽閉恐懼症所引發的焦慮症。一般人不會覺得有什麼不適，只是一層隔離的橡皮障而已，但是對於幽閉恐懼症患者來說，它可能成為一種可怕的武器，甚至會覺得生命受到威脅，因為探索世界用的眼睛和鼻子被蒙上，突然間會有一種與外界隔絕及受困的感覺，甚至可能感受到生命被威脅的恐懼。

焦慮症除了幽閉恐懼症外，也以各種形式存在，且與日常生活息息相關。有些人因為懼高症而不能搭乘飛機前往美國，有些人因為害怕火車，節日一定要搭乘高速巴士從首爾去釜山。

不僅如此，有些人無法自己搭電梯，有些人在遭遇汽車或公車事故後，只能搭地鐵。例如，經歷過韓國大邱地鐵慘案的倖存者，再也不敢搭地鐵；在韓國三豐百貨公司倒塌事故中失去家人的人，有些人無法再去事發的盤浦地區附近，有些人甚至再也去不了百貨公司和大型超市。

◑焦慮成疾的「焦慮症」

瑟琪一直推遲著公司的健康檢查。因為她從小就對注射針筒存有恐懼感，小學之後，連常見的預防針都沒有注射過。因為她總是有著「如果我的眼睛或者血管被刺錯了，該怎麼辦」的想法，所以無法做簡單的血液檢查。

坐在瑟琪旁邊的金科長，在做了健康檢查後，被診斷說肝指數非常高，所以最好還是去照一下電腦斷層掃描（Computed Tomography，ＣＴ），但是卻遲遲未能去醫院做進一步檢查，因為他以前拍過一次電腦斷層掃描，當時就覺得呼吸困難，有種瀕死的恐懼感。金科長這才發現自己患有幽閉恐懼症，他擔心進入密室或某個機器後，身體會受困其中。

跟金科長同期進入公司的崔代理，在明知不利於升遷的情況下，進入公司後，從未做過一次上台簡報。不，是因為無法做到。崔代理在小學六年級時，突然患了焦慮症。本來打算在畢業典禮上擔任畢業生代表致詞，沒想到真的要走上講臺，站在所有人面前說話的時候，他突然渾身發抖、冷汗直冒，而且視線變得模糊起來。最後，他在老師的攙扶之下，走下了講臺，此後很長的一段時間裡，人們的竊竊私語一直縈繞在他耳邊。從那天以後，他就罹患了嚴重的焦慮症，無法在眾目睽睽之下說話或發表。

瑟琪最後還是勉強地接受了一再推遲的健康檢查，但是在注射針插入體內的瞬間暈倒；而金科長擔心病情惡化，每天都費盡心思，還是沒能去拍攝電腦斷層掃描；崔代理也是把上臺用的簡報準備得十分完美，但是發表時卻還是要交給後輩或同事負責，因此榮耀總是屬於別人。

即使不是特別嚴重的情況，焦慮症的事例也很多。有些志願成為歌手的人，或是聲樂家等，因為患有舞臺恐懼症，每次面試都發揮不出自己的實力，練習時從未失誤的體操選手，一到大型比賽就因身體不停顫抖而被取消資格。

在人際關係中感到不安的事情也很多。最具代表性的就是小時候因為害怕媽媽離開自己而產生的分離焦慮症。除此之外，還有戀人之間分手，或是約會暴力所造成的後遺症等。

◑我們為什麼感到焦慮？

焦慮的定義非常多樣，廣義上意味著非常不愉快，茫然的不適感伴隨著身體及心理的症狀。身體的症狀包括交感神經亢奮、脈搏跳動快速、呼吸急促、臉頰泛紅，出汗或肌肉緊繃等；心理症狀則有坐立不安，受雙重情緒困擾，對可能發生的事情感到擔心和恐懼等。

焦慮是精神分析的核心概念，也是區分自我、本我和超我的標準。如果從結構論來區分焦慮的種類，可以分為現實性焦慮、神經性焦慮和道德性焦慮三種。

首先，現實性焦慮是由外部環境所造成，包括社會及經濟方面的矛盾，因人際關係而產生的問題，因前途或未來而產生的擔心和苦惱等，都屬於這種情況。還有諸如經濟蕭條導致自營業的長期不景氣，指考前夕所經歷的不安，透過新聞報導看到的暴力犯罪帶來的恐懼等，也都屬於現實性的焦慮。

神經性焦慮是指在本人無意識中產生的內心的不安，是在自我和本我的關係中形成。根據佛洛伊德的定義及解釋，「神經性焦慮」是指因為不安對個人造成威脅而產生的反應。我們生平第一次經歷的焦慮，就是對生存的不安，即對主要監護人——母親離開的焦慮。特別是在年滿三歲之前，由於自己沒有生存能力，只能完全依靠監護人。所以，如果被母親拋棄，就會無意識地在心中烙下「該怎麼辦」的根本性焦慮，產生無法生存下去的恐懼，這又稱為「訊號焦慮」（signal anxiety）或「預期性焦慮」，由此所學習到的恐懼，對於眷戀的形成，以及與父母的關係，將會產生很大的影響，也與長大成人時，自我的確立及性格的形成，有相當大的關係。

至於所謂的道德性焦慮，則是指在自我本能和超我之間，亦即在社會正義和道德規範的矛盾中，所產生的焦慮。每個人都有原始的欲望，包括食慾、性慾和攻擊慾。但是，如果放任這些需求、自動滿足行為的話，在人際關係或社會領域可能會產生巨大的矛盾，法律的秩序也會因而崩潰。

如果因為產生攻擊慾而毆打他人，因貪慾而搶奪或偷竊他人的東西，或是因為性慾而強迫他人發生未經同意的性關係，那麼這將成為嚴重的犯罪行為，因此，我們每個人都會調整自己原始需求層次。有時候會調整得不錯，但是在某些情況和條件下，這種欲望和憤怒都會經歷難以壓抑的時刻，此時的感受就是道德性焦慮。

事實上，這種不安本身並非消極或不正常。與母親離別時的分離焦慮，第一次上學、約會，或是求婚時的心跳和不安，都是極其正常的事。此外，因為老化或疾病所帶來的痛苦和恐懼，因而產生的焦慮感也是屢見不鮮。但是，因為這種危險和刺激而產生焦慮時，將會隨著我們如何認識和處理它，而導致焦慮緩解至正常狀態，或是惡化成病態的程度。

此時，個人性格也會起很大作用，遇到同樣程度的焦慮時，有的人會加以忍受，有些人則做不到，這往往取決於個人所具備的性格、環境、個人資源或能力、防禦機制等等。例如，如果被騙而損失了一千萬的話，任誰都會感到焦慮，但是擁有幾億元財產的人，和財產只有一千萬的人，所感受到的焦慮強度完全不同，接受這種不幸的態度也有很大的差異。

在一九九七年韓國陷入亞洲金融風暴而向國際貨幣基金組織（International Monetary Fund，IMF）借貸，以及二〇〇八年發生全球金融海嘯，造成韓國整個國家陷入經濟危機的時期，每個人所感受到的焦慮程度，以及對此的反應也都不盡相同。有些人由於內在資源不充分而經歷了極端的憂鬱感或恐慌狀態，有些人則以韌性和耐心克服了焦慮，堅強地挺了過來。

這些差異不能簡單地歸結為單純的經濟能力、人脈或運氣的差異等因素，反而是因為他們的性格、氣質和防禦機制的差異所導致的結果。而且，此一差異的產生，與在成長過程中父母的關愛、人際關係中產生的信賴和不信任、學習調節矛盾的結果等，都有很大的影響。

充分得到父母的關愛，而形成健康感情觀的人，會基於信任、信賴和肯定，以人際關係為基礎，在危機或危險情況下，適當抑制和調節憤怒和不安的情緒，然後將自己所學習到的經驗和能量昇華，作為成功的基礎。但是，若是無法如此調節時，則有可能因為產生被父母、朋友或家人拋棄的「遺棄焦慮」，導致對人際關係產生慢性、深深的不信任感，因此只能形成以彼此利益為前提的人際關係。這些人對危機狀況的適應力和免疫力非常弱，十分容易受挫，恢復力也很微弱而緩慢。他們很容易陷入自我否定，即使沒有特別的事情，也總是對未來感到不安，並且會陷入憤怒和焦慮之中，試圖迴避、逃離，或是否定現實，最終走向失敗。

◑焦慮症的種類和症狀

焦慮症有時會以症狀或診斷標準來劃分，如恐慌症、恐懼症、強迫症、創傷後壓力症候群、廣泛性焦慮症等。恐慌症（panic disorder）是指突然感到極度焦慮，呼吸困難或心跳加快，宛如瀕死的感覺持續二十至三十分鐘，讓人非常痛苦的症狀。

所謂恐懼症（phobia）是指在遇到特定的對象、行動或情況時，產生不現實的恐懼感，而且無法克服及迴避。例如，恐懼症的代表性症狀有：人際恐懼症、舞臺恐懼症，害怕被關在密室的幽閉恐懼症等。除此之外，還有對蜘蛛、蟑螂、老鼠、注射、刀具等特定對象的恐懼，以及對水、海洋、游泳的恐懼。此外，還有見血即昏厥的症狀，通常稱為「血管張力失調性昏厥」（vasovagal syncope），不能爬上高層樓梯或建築物的懼高症，或是搭乘飛機、地鐵的恐懼症，以及極度害怕陌生人的社交恐懼症。

強迫症（Obsessive-Compulsive Disorder，OCD）是指內在焦慮反覆浮現，導致持續出現某種行為（例如確認大門是否鎖上、頻頻洗手、數數字、與十對齊等），這是本人也不願意如此做、也覺得不合理的症狀。

創傷後壓力症候群（Post-traumatic Stress Disorder，PTSD）是指在美國發生九一一恐怖攻擊、地鐵火災等重大災難，或是地震等事故時，所受到的衝擊而產生的不安感。大約全球百分之二至百分之三左右的人，都經歷過創傷後壓力症候群，男性因嚴重的交通事故，女性因性暴力或強姦而產生的情況最多。

這是由於對事故的記憶不斷反覆，以致出現重新經歷當時情況、迴避與事故有關的情況或場所產生的症狀。意指因為嚴重的交通事故後，導致不能開車，或是性暴力受害者的女性，只要在路上有陌生男人看著自己，就會因恐懼而躲起來等情形。除此之外，兒時受到父母的精神和身體上的虐待，造成長大成人後仍然不斷感到恐懼，並伴隨失眠和憂鬱症的情況，也是典型的創傷後壓力症候群。

廣泛性焦慮症（Generalized anxiety disorder）是指模糊、大範圍的焦慮持續不斷的症狀，有別於其他種類的焦慮症，這是指沒有特別原因或令人不安的環境而產生的焦慮。沒有特殊原因，總是感到莫名的焦慮和害怕，經常出現呼吸、脈搏不規則、心跳急促、胸悶，腹痛等身體不適的症狀。由於這種身體症狀相當明顯，因此患有廣泛性焦慮症的人，通常會先去找胸腔內科或心臟內科看診，而不是先去掛精神科。

◑「我在比你的焦慮更近的地方，守護著你」

治療焦慮症的第一要務，就是讓患者**安定下來**。幾乎沒有人能真正落實這個看似理所當然的事情。一般來說，我們都只會安慰患者說：「不要焦慮，你會沒事的。」甚至會說：「你是不是太敏感了？好像有點擔心過度吧？」反而讓患者感覺更疲累。

誰會因為想要焦慮而焦慮呢？「不要焦慮」這句話是對患者的焦慮一點都沒有同感的情況下說出來的話，最好是儘量不要這麼說。「你會沒事的」這句話，也沒有太大區別。對於已經患有恐慌症、強迫症、創傷後壓力症候群的人來說，不管經過一年、五年，還是十年，都不會有所改變，日子一樣如此難熬。所以，諸如「不要焦慮」或「你會沒事的」這樣的安慰，可以說是對他們的痛苦完全沒有同感的話。

與其說出沒有共鳴的蹩腳安慰或建議，還不如默默地守護著對方。一語不發地看著對方，光是牽著他的手，擁抱著他，就是八十分以上的良好治療方法。

如果再更進一步，可以默默地注視著他，花上三十分鐘乃至幾個小時，持續傾聽他說的話，也會對他有所幫助。如果傾聽別人的話時，能夠默默地抓住對方的手，或是輕輕地摟著他的肩膀，效果會更好，因為這是在傳達「你現在很安全」的肢體語言。

由於正腎上腺素（norepinephrine）和交感神經系統（sympathetic nervous system）的興奮，導致患有焦慮障礙的大腦無法進行認知性思考。也就是說，即使嘴上說「沒關係」，大腦也聽不懂。因此，輕鬆擁抱或身體接觸對於穩定焦慮症患者非常有幫助。當然，你必須是一個和他非常熟悉、非常親近的人，即使是在進行身體接觸的時候，你也要慢慢地、小心地靠近他。

透過這個過程，如果認為患者的興奮或身體症狀已經得到一定程度的緩解，就可以開始進行理性及認知的接觸，這種所謂的「**認知治療**」，指的是矯正被歪曲的事故過程。

事實上，在焦慮症中感受到的不安，比實際更誇張，而且大部分的情況下，是透過假設經歷了最壞的情況。因此，必須進行認知治療，將這種誇張和歪曲的想法，經過一般化的理解，將錯誤的認知矯正過來。例如，對於非常害怕蜘蛛的人，告訴他「蜘蛛很少真正攻擊人，有毒的蜘蛛很少生存在城市裡。」對於發生過交通事故，因為害怕而無法控制方向盤的人，讓他知道：「交通事故並非不幸或無法避免的命中註定的後果，而是由於本人或對方的駕駛技巧不純熟，或是因為手機鈴聲、音樂導致失去注意力而發生的機率更大。」並且告訴他，如果仔細注意安全，時刻留意事故的危險，事實上再次發生重大交通事故的機率非常低。

此外，也可以讓焦慮症患者逐漸暴露在感到恐懼或不安的對象和狀況之中，以**減少恐懼感**。例如，讓懼高症患者第一天先爬上二樓，第二天上三樓，然後再上五樓，以適應恐懼和焦慮的方式進行預演。就像上輔導課一樣，按照進度，幫助患者慢慢面對焦慮，不知不覺中，患者即使爬上了相當高層的建築物，也不會再像以前那樣心驚膽跳而害怕不已。

對於患有焦慮症的人來說，最需要的是**某個可靠的人的存在**。無論多麼堅強、多麼完美的人，都無法獨自擺脫這種根源性、本質性的焦慮感。因此，如果自己患有焦慮症，在醫院治療的同時，還要向值得信賴的某人求助。如果我們身邊的某個人患有焦慮症，只要靜靜地傾聽他的故事，待在他身旁就可以了。因為相較於他所擔心害怕的那些東西，最重要的是讓他明白，「我在比你的焦慮更近的地方，守護著你」。

金惠男 朴鐘錫

沒有什麼我能做的／無力感

有些人活得不像個人。雖然嘴裡說著話，但是言不由衷；雖然在行動，但不能朝著自己想要的方向邁進。而是在某人的強迫和操控之下，或者依靠著絕對的權威者而活，即使活在世上，也好像不存在。

無力感是一種難以承受的情感。在我的人生中，無法成為自己的主人，只能依據周圍的情況行動，這種無力而懦弱的感覺，讓我們躲進一個憂鬱的洞穴。

感受到自己握有人生的主導權，是幸福的必要條件。我能夠操控自己的人生，掌握自己的狀況，控制自己的想法，會讓我們產生足以度過任何難關的信心和力量。

沒有什麼比喪失對自己人生的控制力更可怕的事。這種感覺就像是一個人什麼事也辦不到，宛如無助的孩子一般；覺得自己是一個非常卑微和渺小的存在，只希望有人救救自己，改變自己的狀況，更宛如在看不見的迷霧中徘徊。雖然不喜歡自我壓抑的情況，也討厭別人並感到生氣，但是由於一生氣就會發生無法承受的可怕事情，所以必須忍受屏住呼吸的鬱悶感。而且最重要的是，對自己感到寒心和無能為力，習慣於這種無力感的人，在遇到壓力或困難時，就很容易陷入憂鬱之中。

◑無法控制人生，無力感的反覆出現——「習得性無力感」

無力感源自於童年時期的反覆性經驗。如果孩子在小時候反覆地暴露在難以承受的壓力之下，就會對什麼都做不到的卑微的自己，產生說不出的無力感。

長期反覆地暴露於粗暴、暴力相向的人的情況、小時候患過嚴重疾病的經驗、被父母拋棄或得不到保護的處境等，會讓孩子從中學習到自己是個無能為力的存在。除此之外，各種身體上和心理上的痛苦，也滲透到孩子的精神世界裡，使孩子確信自己在現實中無能為力的感覺。

在動物實驗中發現，如果反覆給狗施加不可避免的電擊刺激，牠就會處於「習得性無助」（learned helplessness）的狀態，即使以後可以逃跑，也不會試圖逃跑。這種動物的習得性無助和人類的憂鬱症之間，有很多類似之處。反覆體驗到自己無法控制局勢，也無法從這種狀況中走出來，這樣的孩子，其精神結構就會滲透出一種無力感，這種無力感將使得孩子對世界萬物帶入自我的框架。而且，當他後來遇到某種震撼的情況時，內心深處的無力感就會活躍起來，使其陷入無力的憂鬱之中。

精神分析家愛德華・貝內斯（Edward Bernays）說：「憂鬱和焦慮一樣，都是自我（ego）的基本情緒反應。」憂鬱的人會自我抑制和麻痺，似乎沒有能力面對危險。當人面對絕望的時候，會感覺到自己好像被解除武裝，似乎找不到出路，結果就會覺得自己什麼都不是。當有人離開自己時，也會覺得是自己沒有能力、沒有力量、沒有價值，最終才會被拒絕。

相反地，若是孩子小時候與母親關係過於親密，從母親那裡獲得過度的滿足，也會讓孩子產生自己一個人什麼都做不成的無力感。倘若孩子過度依賴母親，會覺得自己相較於優越的母親，是相當卑微又不起眼的存在。然後，當他未來面臨疾病這樣的壓力狀況時，一個人什麼都做不了的童年記憶就會再度出現，讓他陷入極度的無力感之中。

◑在挑戰之前，就宣布投降的承動

承動的個性沉靜又小心謹慎，是一個老實的青年，雖然畢業於不錯的大學，但是在就業考試中接連失敗後，就在補習班當起了講師。在補習班裡的生活，除了每個月固定入帳的薪資之外，沒有一件令人滿意的事情。特別是那些充滿競爭氣氛的輔導班系統，讓承勳很不滿意，每次看到那些不能掌控自我的孩子，總覺得自己無能為力，好像被人看不起而矛盾重重。

在左右為難的情況下，承勳接受朋友的規勸，開始準備取得國家考試資格。他進入補習班學習，一年後通過第一試。但是在準備第二試的時候，突然自信心下降，焦慮感開始湧上心頭。

「當時我就想，通過第一次考試不是因為我的實力，而是運氣好。同時，對第二次考試失敗的不安感越來越大。而且就算考試合格，我也會懷疑自己能不能勝任。」

隨著自信心下降及不安感增加，承勳變得越來越難以專注於學習。他心裡覺得很不舒服，而且消化不良、食慾減退，體重漸漸減輕，晚上睡覺也經常被驚醒，白天經常感到疲勞，學習期間也經常趴著睡覺。

隨著對自己失望和對考試的不安感增加，承勳逐漸變得憂鬱起來。從某一瞬間開始，他覺得自己的生活似乎沒有任何希望，陷入了徬徨無助和希望渺茫感。

「我想說如果睡眠品質好的話應該會好一點，所以就來找醫師您。」

表情悲傷又疲憊的承勳表示：「真不知道以後該怎麼生活。」一直以來，他都處於受人喜愛、認可的氛圍中，活在相對不錯的生活環境中。但是，面對就業考試和國家資格考試等需要完成的事情時，他不知為何失去了自信，懷疑自己能否勝任，自然而然地陷入了憂鬱之中。

他說，過去自己曾經有過幾次類似的經驗，第一次是高三時，在大學入學模擬考前，他經常感到身體不適、注意力不集中，自信心也大打折扣，最終沒能達成目標。當時，他以為自己只是得了高三症候群，即使很疲累，不論如何還是堅持了下來。但是進入大學後，承勳再次有了類似的經歷。

承勳在參加社團活動的過程中，與大學前輩們變得親近，對學校生活感到有趣，由於努力參加社團活動，他在大三時還被推舉為社團的社長。但是從這個時候開始，承勳的不安感又再度升起。

「我開始懷疑自己能否真正帶領社團發展，漸漸失去了信心。而且，覺得如果我成為社長，積極幫助我的朋友將會為了課業而紛紛退出社團，甚至產生了背叛感。」

隨著不安感的增加，承勳開始害怕去學校，看到社團辦公室的門就心跳加速，覺得別人似乎在嘲笑他。於是他開始迴避人群，越來越沒活力，最後在休學一年後，就像是為了逃避現實而決定去服兵役。

「小時候，我的父親曾經自行創業，但是在我四歲的時候破產，導致家庭經濟情況陷入困境。」

當時很多人來要債，在家裡撒野，母親過著哭哭啼啼的日子，這些在承勳的記憶中，宛如電影中的一個場面。更甚者，此後，承勳的父親就經常借酒澆愁，每次都對家人惡言相向、拳打腳踢。

每次發生這樣的事情時，母親都會哭著對年幼的承勳，感嘆著自己的身世。承勳想盡辦法希望能提振家庭，並讓母親幸福，因此更加專注於學業。但是父親常常因為一點小失誤，就把承勳罵得狗血淋頭，即使他拿了全校第一名，父親不但沒有表揚他，反而當面斥責他說：「不過是在學校拿了第一名，就很驕傲嗎？」

◑「你是一個比自己想像中更不錯的人」

當人面對自我難以承受的現實時，會造成傷害。根據安娜•佛洛伊德（Anna Freud）的定義：「所謂的外在傷害是指刺激和自我實際能力之間的隔閡。」這種外在傷害的刺激會帶來壓迫感和空虛感。所謂空虛感，是指一種無力、無助的感覺，一種在死亡等威脅下，被剝奪自我意志的感覺，一種毫無希望地被困住的感覺。

牽動著承動整體情緒的無力感，是他在小時候學習到的。由於受到家道中落，無可奈何的經濟變故的衝擊，承動第一次學會了世間的可怕。從無力嘆息的憂鬱母親那裡，他的無力感更進一步地深化。再加上面對折磨著家人的父親的無可奈何，更加感到無法保護母親的自己是多麼的卑微又無力。

最讓承動感到無力的是，即便如此，自己也無法擺脫這種家庭關係。小時候，承動總覺得自己在五里霧中徘徊，迫切地希望有人出現，引導自己走出迷霧。但是並沒有任何人能為自己指引方向，或是帶領自己，所以最終只能一個人面對。他還說：「我就像迷路的小孩一樣，一直活到現在。」

隨著治療的進行，承動開始慢慢發洩兒時的恐懼和憤怒。同時，他也發現，自覺是落魄、渺小而無能為力的存在，並非自己真實的面貌，而是因為小時候所烙下的印記。

承動一直認為自己的書念得很差，沒有一件事做得很好。我說：「你不是畢業於韓國頂尖大學——〇〇大學嗎？」但他馬上辯稱，那是自己運氣好，僥倖地考上了〇〇大學，雖然臨時抱佛腳，但是運氣很好，混到了畢業而已。

「看看現在的我吧。大學畢業後，至今未能找到一份像樣的工作，只是反覆地失敗，我真是個辜負家人期待、令人寒心的人。」

承動不想知道臨時抱佛腳就取得好成績是多麼大的潛力。我告訴他說，在面試時表現出沒有自信的態度，某種程度上會影響他被錄取，但是他認為這就是自己沒有能力的證據。

「不，那都是由於我不夠出色，因為我是沒有能力的人，所以才會造成這樣的結果。」

我覺得承動就像是一個**努力證明自己無能的人**。而且，在這些話和行動的背後，隱藏著他對父母沒有能力的譴責和控訴之心。

在服用少量抗憂鬱藥物進行治療，以及接受心理諮商的過程中，承動逐漸從憂鬱的情緒中恢復過來。然後在講述兒時記憶時，他吐露出當時的恐懼和憤怒等壓抑著自己的情緒，逐漸找回對自己的信心。換句話說，以前一旦感情發洩出來，承動就會害怕自己像父親一樣情緒失控，然後變得粗暴，現在將這種情緒宣洩出來，反而讓他感到輕鬆，也恢復了控制自我情緒的信心。

此後，隨著治療和面談的持續，承動逐漸發現了自己的長處。在這麼困難的情況下，他都沒有行為脫序，也沒有放棄自己，而是努力奮鬥，終於成就了現在的自己。而且他原本認為沒有人會喜歡自己，也不會去愛自己，但是後來發現真正在身旁邊關心自己、為自己著想的朋友也不少。而且，隨著他抱持著希望，期待自己不是差勁或無能的人，而是透過努力取得成果的人，或者更有能力的人之後，承動或許就可以擺脫一直壓抑著自己的憂鬱和無力。

◑做我人生的主人的經驗很重要

雖說人類是萬物之靈，但事實上人類是無能為力的存在。人無法決定自己的出生，也必須經歷許多自己不願意做的事情。不僅如此，有時還會生病，有時必須經歷生離死別，而且，人也無法決定自己的死活，所以是一種無能為力的存在。

人類會經歷生老病死等無法由自己意志控制的事情，但是並不會總是被無力感所困擾。人類在成長過程中，經歷了大大小小的嘗試和挑戰，以及透過成功和失敗的結果學習的過程，使得希望和欲望進一步成長。但是像承勳這樣，有些人因為小時候反覆的挫折而累積無力感，此後一直到長大成人，在每件事情上都會表現出無力的樣子。

無力感是一種非常痛苦，難以忍受的情感。因此，在治療憂鬱症患者方面，幫助患者克服這種無力感非常重要。事實上，對憂鬱症有效的認知治療也是幫助患者克服無力感的方法。

自己能控制自我的想法，並藉此改變自己的情感，這種經驗會讓那些憂鬱的人，重新找回做自己身心的主人的感覺。因為如果能夠控制自己的情緒，那就意味著自己足以面對這種死亡般的無力感和憂鬱。

「在人生的旅途，我迷失在黑暗的森林中。」就像但丁（Dante）的詩句一樣，憂鬱和迷路的狀態很相似。在這種無助的狀態下迷路，在恐懼和痛苦中掙扎的時候，首先要告訴患者如何從黑暗的迷霧中走出來，這才是他們迫切所需。在這種情境下，認知治療對於因嚴重憂鬱症而痛苦的患者來說，可以發揮最大的作用。而且，走出這些迷霧之後，也有助於對患者的心理困境和矛盾，進行更根本性、系統化的介入。

金惠男
朴鐘錫

自我傷害的人／自殘

雖然在醫院見到了各年齡層患有心理疾病的人，但是青少年的情況更讓人放心不下。那些心靈和思想還不成熟、稚嫩又柔弱的孩子，對於如何健康地化解家庭、學校和社會所承受的壓力和創傷，並不十分瞭解。因此，有時會採取暴力性、攻擊性的有問題舉動，其中不乏將暴力性和攻擊性指向自己。

自二〇〇七年以來，自殺一直位居韓國青少年死亡原因的首位，而且韓國也是OECD（經濟合作暨發展組織）國家中，青少年自殺率第一的不光彩國家。十多年來，無數青春洋溢的孩子，被推到生命的彼岸，為什麼這種情況非但沒有好轉，反而越來越嚴重，著實令人焦慮。而且最近韓國自殘的青少年越來越多，讓人心情更加沉重。

不知從何時起，在青少年之間上傳自殘照片或視頻的現象，像流行一樣地蔓延開來。以二

○一八年下半年為基準，在Instagram，Twitter等社群媒體上，有關自殺的貼文就有數萬條，甚至還出現了將自殘的人稱之為「自害者」的新造詞。

雖然有人稱他們為「關種」，但是光從每四名青少年中，就有一人曾經對日常生活的艱難程度深感悲傷、絕望和憂鬱的統計資料來看，自殘是呼喊著心靈痛苦的求救信號。另外，將憤怒、恐懼和憂鬱指向自己，也需要深入理解，同時需要溫暖而慎重的對待。

◑需要某人溫暖的手，東浩的吶喊

東浩從國中一年級開始，就遭到排擠。沒有特別的理由，只是被班上最有人氣、最受歡迎的同學盯上的事實，成了導火線。

外貌平庸、身高一般、成績普普，父母的財力比中產階級稍差等條件，都不足以保護東浩不受排擠。雖然沒有集體揍人及搶錢的行為，但大家就是無視於東浩的存在，開始排擠他，最後學校裡都沒有人敢跟東浩說話。

忍無可忍的東浩選擇了轉學，但是在轉到新學校後，東浩依然被孤立。以前在學校被孤立的消息，從轉學第一天開始就擴散到整個學校，於是再也沒有人理睬他。雖然東浩希望自己退學或轉學到完全陌生的環境，但父母除了說「再堅持一段時間」外，沒有給予實質性的幫助。

面對突然背棄自己的朋友們，還有絕望於無力的父母的東浩，有一天因為無法忍受委屈和怒火，把自己的額頭撞在牆上。這可說是一種示威。

東浩一邊喊叫著：「我現在活得這麼累，為什麼爸媽都不理解我？這不是我的錯，為什麼要說我很奇怪？」一邊將自己的額頭撞在牆上。但是父母的態度讓東浩更感到慌亂不安。過去，東浩曾跟父母說過無數次自己很累、很生氣的話，但是他們都聽得很不耐煩，但這次父母的態度卻明顯不同，開始對自己的言行舉止緊張起來。

「從那天起，我的父母就變了。對於我做了什麼，狀態如何，一天就問了好幾次，還親自來學校看我。原本只會告訴我說，男孩子怎麼這點事情都不能忍受，在這裡無法適應，到別的地方也是一樣，總是怪罪於我的爸爸，現在只要聽到屋裡咚的一聲額頭撞牆的聲音，就無條件地跑過來安慰我。」

東浩需要關心和愛護，他想從父母那裡得到朋友和學校老師都不給的那種關愛。後來，他自殘的方式和強度都逐漸開始增強。幸好父母沒有再嘮叨，而是更加關心東浩。

東浩自己也知道這種方法不好。但是除此之外，他也想不出其他辦法來緩解孤獨、孤立和憂鬱感。

「我實在太累了，我也不知道是想要這樣大聲吶喊，還是純粹想死。」在深深的混亂和內疚感中，東浩感到非常吃力，也無法停止自殘。

◑危害自己的殘忍利刃——自殘

自殘一詞在字典中的定義是主動傷害自己身體的行為。這與自殺的企圖行為稍有不同，自殘是一種憤怒或憂鬱感的爆發、行動化和宣洩的手段，是一種行為模式。可以視為自我毀壞的一種形態，但自己無法承擔這種憂鬱和憤怒之時，就會產生過分責怪自己或自我懲罰的行為。當平時無法消除、累積在身體內的憤怒一時爆發出來時，就會表現出衝動的攻擊性行為。

自殘的理由有千百種。例如，太討厭自己，或者雖然很厭惡別人，但是害怕直接加害他人，或者是遭遇困難、社會約束很多的時候，那個箭頭就指向自己。從因為荒唐的失誤而破壞重要發表，進而捶打桌子的輕度自殘行為，到無法抑制憤怒，用拳頭打碎牆壁或玻璃窗，導致手腕或身體多處受傷的行為等，種類繁多。

有些人雖然恨某些人恨得要死，但是不能付諸實際行動，於是只能自殘。對於關係親密的家人或父母感到一時的憤怒和攻擊性時，也會覺得內疚或自我懲罰。但是，一時的憤怒爆發而走向極端，是任何人都可能經歷的事情，所以沒有必要用自殘來責備自己。

此外，自殘還有暫時緩解緊張的作用。因為憤怒和衝動，導致處於大腦極度興奮的時候，正腎上腺素和多巴胺的指數會急遽上升，對所有刺激呈現過度敏感的狀態。此時，自殘行為可以暫時止住心理上的爆發，緩解一下興奮的情緒。

因自殘而產生的痛苦，還可以增加生成β1內啡肽而帶來快感。因此，有些人出於想要獲得這種快感的期待心理，反覆地自殘。但是這種快感只是暫時性的，為了獲得類似的快感，持續性的疼痛是必要的。因為疼痛和快感會產生一種抗藥性。因此，最後自殘行動的強度會逐漸增強，頻率也會增加，將會越來越危險。

從自殘的心理痛苦，再到自殘的肉體疼痛，固然令人痛心，但是自殘往往容易演變成自殺，更需要仔細加以留意。有人會說：「如果真的想死的話，會自殘嗎？應該是會選擇更確切的方法吧？」這是非常錯誤、說話不經大腦的想法。

自殘的人當中，肯定也有人因為想死而衝動為之。而且試圖自殺的人中，幾乎沒有人一、兩次就成功。平均而言，多半是經過四至五次的嘗試才成功，很少有人從一開始就採用確實可行的方法。因為雖然下決心要死，但一想到要死，還是會既擔心又害怕。

況且，即便是累得半死又痛苦萬分的人，也會盡可能尋求不至於置之死地的解決方法，並且迫切地希望某人能夠制止自己尋短，自始至終都對自己伸出援手，這是再明顯不過的事實。因此，患者最初的嘗試，很可能以比較不傷害身體的輕度自殘結束。但是，我們不能忽視這一點。因為透過幾次的嘗試之後，在習慣化的過程中，憂鬱感會更加嚴重和惡化。

從某種角度來說，自殘並不是真的為了尋死，而是為了忍受想死的欲望和絕望而拚命地努力和吶喊。如果周圍沒有人聽到這種吶喊聲，無視他們，最後患者終將自殺身亡。

東浩也因為陷入反覆的絕望感和孤立感，使得憂鬱症變得更加嚴重。然而，忙於生計的父母、補習班的班主任，以及周圍的朋友們，都沒有回應東浩的求救訊號（ＳＯＳ）。最後，為了傳達這種吶喊聲，他只能採取極端的手段。

當然，在反覆自殘的人當中，有些人並不想死，有些人為了避免被特定的對象拋棄，而將自殘作為武器。例如，因為無法接受戀人宣告分手而自殘，如果這樣下去，以後每次遇到分手危機，都會反覆自殘。

此一情形也可視為是一種邊緣性人格障礙（Borderline personality disorder，ＢＰＤ），這種患者極度害怕被某些人拋棄而變成孤單一人，並且持續飽受被拋棄的焦慮所困擾。為了不被拋棄，他們會攻擊對方，製造愧疚感，以操控對方來採取自己想要的行動。他們會表露出衝動的言行，以如簧之舌來怪罪別人，或者為了達成目的而反覆自殘，但只會是身體沒有大礙的輕度自殘而已。

然而，我們不能因為這些人沒有想死的衝動而反覆進行自殘，就等閒視之。因為他們是將體內潛藏的攻擊性和暴力性，表現為自殘的非理性行為，所以在進行專業治療的同時，也需要家人或朋友等周圍關係較為親密的人士持續關注。

◑你現在之所以生病，是為了綻放美麗的花朵

在和東浩面談時，我告訴他：「即便如此，這個世界也是值得生活的好地方。總有一天會有好事發生。」但是對於東浩來說，這只是暫時性的安慰，一點也沒有治癒他受傷的心靈。

看著東浩的手腕上一次又一次新增的傷痕，無數的專業書籍、心理學和精神分析學書籍都淹沒在我腦海中，我再也沒有說出任何徒勞無功的安慰話。只是比任何時候都敞開心扉，以溫暖的心意向他致歉，說是對於自己沒能給予他任何幫助和安慰，感到非常不好意思和萬分羞愧。

「我究竟怎樣才能幫你？」

脫下醫生的長袍，我帶著疼愛和擔心弟弟的兄長的心情問東浩。但是他回說「不知道」，

毫無生氣地嘆了口氣。對於認為周圍的朋友、老師甚至父母，都刻意迴避自己的東浩，我以雖然很不自然、但是真心想伸出援手的方式，寫了一封信給他。

其實時間久了，一切也都不會好起來，反而可能會變得更糟一些。但是我認爲世界上沒有比自殘更傷害自己，也更糟糕的情況。希望你到了二十歲、二十五歲，甚至到了像醫師我如今的年齡時，能再回想一下現在。

也許你會笑看浮現在腦海中的往事，也許你依然會以一種疲憊的心情回首如今的點點滴滴。但是至少你應該會有所感悟。

「我終於熬過了這一刻。雖然累得要死，但我並沒有死，而且好好地堅持了下來。」

我相信那時你會爲自己感到很自豪。而且，你忍受著這些龐大痛苦的時刻，一定會成爲你生命中每個瞬間最大的力量和原動力。我很確信這一點！

身為精神科醫生的人，對東浩只能說這些話，我真的感到很慚愧，但是我得出的結論是，**一個孩子所經歷的悲傷和深刻的痛苦，最終只能用愛來治療。**

無論是最親近的父母，還是曾經傷害過他的朋友、其他像我一樣的醫生，無論是誰，只要有一個人能夠緊緊握住孩子的手說：「很累吧？我懂你的心情。無論何時，我都會為你加油，愛你喔！」我相信孩子一定會重新找回健康的心態。而且，我最希望東浩自己能夠更加地愛自己。

「世界上所有美麗而珍貴的花朵，都是在枝頭迎風而立地綻放。如今你承受著猛烈而痛苦的試煉，只是因為想要開出那麼珍貴而美麗的花朵。」期待著有朝一日，東浩對於我所說的話，會點著頭，燦爛地笑著表示贊同。

金惠男
朴鐘錫

身為女性工作者／職場媽媽的苦衷

一天要上班兩次的人，就是已婚的職場媽媽。早上去公司上班，晚上回家上班，連喝一杯咖啡的閒暇也沒能好好盡情享受，整天東奔西走，而且經常吃力又不討好。

不過經過短短二十多年的光景，如今雙薪家庭已經不再是個選擇，而是必須如此。在這種急劇變化的社會中，需要同時在家庭和社會中扮演著兩種角色的女性，不僅會經歷更多的矛盾和混亂，往往也會被憂鬱症所困擾。

美國女性醫學專家布倫特‧博斯特（Brent W. Bost）博士將飽受這種矛盾所困擾的女性稱為「忙碌女性綜合症候群」（The Hurried Woman Syndrome）。根據她的研究，美國二十五歲至五十五歲的女性中，有四分之一的人患有體重增加、性慾低下、憂鬱、疲勞等症狀。而韓國女性蠟燭兩頭燒的情況尤有甚之，比例恐怕不會少。

下班後，男人往往理直氣壯地休息，認為「我工作回來了，現在該放鬆一下吧！」但是，女性因為在公司工作而對孩子和家人感到內疚和自責，所以急忙穿上圍裙操持家務。疲憊的身心無法得到充分休息，一整天行色匆匆，使得身體處於慢性疲勞和緊張狀態，憂鬱感也與日俱增。印象中以前我也曾經對老公抱怨過這一點，結果他語帶譏諷地說：「誰叫你生為女人？」讓人聽了為之氣結。

在一個生為女人便被視為原罪的社會裡，想要以女性的身分自居，並且保持這種地位，為了自我實現而向前邁進，也許從一開始就是件吃力不討好的事情。即便如此，至少也應該找到次好的策略，好好地撫慰自己。唯有如此，才不會心痛。

◑職業認同感和女性認同感

會做事的男人很帥氣。那麼，工作能力強的女人，也是帥氣的女人嗎？很難說。男性的職業定位會為其身為男性的認同感增添力量，使其成為更強、更有魅力的男性。亦即，在職場上得到認可、具有能力的男人，同時也會升格為有能力的丈夫和有能力的老爸。但是女人卻恰恰相反。

以女性為例，職業認同感反而會與女性認同感產生衝突，進而引發矛盾。

女性在成長過程中，注重與他人的關係，由於善於傾聽他人的情緒，因此與他人產生共鳴，建立關係的能力也會越來越發達。此外，女性也會認為「建立良好人際關係」是非常有價值的事情，並且在這種人際關係中，發現自己的價值所在。換句話說，女性認為與周圍的人建立良好關係，照顧好他人，是作為女性的最高價值。

但是，在婦女透過職業活動進入傳統男性世界的過程中，這種價值又會與其他價值相衝突。在社會體系中，更加關注生產力和成就感，而不是建立關係，這種氛圍對於注重人際關係認同感的女性而言，將會產生矛盾。

職場媽媽最大的苦衷，並不是社會對「職場媽媽」的偏見，也不是職場環境對女性的缺乏關懷，更不是缺乏晉升機會，而是對於自己究竟缺乏什麼、可能做錯什麼的懷疑，以及對於自己擺脫傳統女性形象的愧疚感。也許這種角色矛盾是職場媽媽所具有的共同及天生的矛盾也不得而知。

我在擔任實習醫師的時候和大學同學結婚了。然後，在沒有按照預期規劃下，新婚期間就懷孕。懷孕初期是到外科實習的時候。當天，在加護病房接連出現了必須給三名患者進行心肺復甦術（CPR）的情況。在人手不足，醫護人員跑來跑去，忙得不可開交的情況下，看著眼前的患者瀕臨死去之際，我實在無法說出「我懷孕了」這句話，於是陷入了進退維谷的狀況。

於是，我首先緊急抓起人工急救甦醒球（AMBU-bag），而且只要一有狀況，就趕緊跑過去實施心臟按摩。雖然感到腹部緊縮起來，但只能希望孩子平安無事。然而，我在當天晚上就流產了。那是我第一次感到後悔當了醫生，覺得自己對流產的胎兒，犯下了無法抹滅的罪過，由於沒能保護好腹中胎兒而自責痛哭良久。不過，即便如今我再次面對像當初一樣的情況，我也沒有信心能夠做出什麼行動，究竟是會依循著醫生的本能，還是跟隨媽媽的本能，我仍舊無法輕易回答。

包括我在內的許多職場媽媽，都飽受未能好好照護家庭和孩了的內外指責的折磨。身為女性來到這個世界時，都會受到雙重指令，要求她們在職場上要「像男人一樣」去感受、思考、行動，在家庭中則要保持傳統良家婦女的持家模式。換言之，作為傳統女性的認同感和社會認同感的雙重認同感，需要統整起來，在這個過程中，很多女性會感到不安、混淆及內疚。

這兩種相反的認同感，其實不僅僅是女性的問題，也是人類社會為了維持和發展所需的社會認同感。但是整個社會卻冷眼旁觀，讓女性自行整合這兩種認同感。為了讓自律性認同感和關係認同感之間真正融為一體，不能只在女性內部進行整合，首先應該實現社會的整合，必須讓男性和女性都認可及表達各自的特質。

◑「吃虧」世代之女超人的悲哀

在必須靠雙薪工作才能養家的時代，現代女性面臨的最大問題是如何協調好工作和家庭。根據針對職場媽媽進行的心理調查，大多數婦女都強調，她們的成功存在著內在和外在的障礙。

在世代交替的「吃虧」世代（crossover generation）工作的女性，不得不打破母親的傳統角色，其結果勢必會產生內在信任體系的矛盾。女性潛意識中覺得自己應該成為完美的主婦、母親和職場女性，因而對於自己拋棄母親的理想形象感到內疚。

職場媽媽面臨的最大問題是，她們在職場和家庭這兩個場域每日的日常工作，都要承擔龐大的責任。尤其是大多數上班的母親，因為無法為子女提供適當的照顧而感到內疚。

職場媽媽往往感到嚴重的角色矛盾，這種矛盾是同時履行兩種有時是相互矛盾的角色而來。因此，職場媽媽常常會感到慢性疲勞及不安，總感覺有什麼東西在背後緊抓著自己，有些人甚至會出現恐慌症狀。

或許有人會反問：上班時不要想家事，回家後不要考慮工作的事不就得了嗎？但是，女性在職場上往往也會成為「**心理的父母**」。雖然同為父母，但是父親進入公司後，很容易忘記對子女的想法，會全身心投注於工作之中。例如，成為朴科長和民俊的爸爸的男性，就不會像女性一樣，同時在公司扮演著兩個角色。但是媽媽不管身在何處，她都會繼續承擔著父母對孩子的心理責任。孩子現在在哪裡，誰來接送孩子，以及現在誰在照顧等，這些想法總是會縈繞在腦海中。而且，在擔心孩子的同時，也感到了強烈的不安和內疚。

即使是毫無問題地扮演著上班族和母親角色的女性，想要去做做運動或整理外貌等為自己投資的時間，或是偶爾享受獨處的時間，也是件奢侈的事情。另外，即使丈夫經常協助育兒或家務，大部分女性在工作和家庭之間也會感到矛盾。這些女性的角色矛盾會帶來疲勞感、情緒剝奪感和愧疚感。

◑「既然如此，就該開開心心地、幸福地完成它」

回首往日時光，最讓我後悔的是沒有好好享受生活。身為職場媽媽，雖然同時扮演了傳統女性的角色和社會的角色，但卻沒有完全樂在其中。無關乎做得好不好，反正這都是我的角色，也是我生活的一部分，既然如此，就該開開心心地、幸福地完成它，沒有做到這點，讓我感到非常後悔。

當時，我未能享受養兒育女的喜悅，總害怕成為自私自利的媽媽，導致孩子所有欠缺，所以一直靠不停督促孩子，又折騰自己過活。我並沒有享受上天賦予我的才能，反而老是擔心被別人追上，拚命地工作及學習。相較於區分自己勝任與否的事情，嘗試向家人請求協助，我更傾向於自己埋頭苦幹。

如果可以再次回到從前的話，我會在孩子嬰幼兒時期，盡情地和他們一起玩樂。然後，當我再次回到職場時，至少在工作中，我希望能放下對孩子的責任感和愧疚感，盡情地享受工作的樂趣，發揮自己的能力。我經常將自己這種遲來的後悔和體悟，傳達給那些身為女性上班族，卻感到混亂和罪惡感的職場媽媽。

孩子很快就會長大，他們迫切需要媽媽關懷的時間有限。當孩子成長到一定程度，不再需要媽媽伸出援手時，再去找工作也不遲。當然，在當今這個競爭激烈的社會，或許不容易，然而即便如此，也不能與孩子的童年相提並論。

況且，在養兒育女的過程中，只要持續不懈地努力培養自己的能力，就一定能夠重返社會。當然，這個職位可能與沒有空窗期、繼續工作的情況有所落差，但是我認為相較於子女的幸福成長，這個落差不足掛齒。

如果不得不在孩子嬰幼兒時期上班的話，那麼，相較於和孩子在一起的時間長短，注重相處的品質將更有幫助。下班回家後，職場媽媽往往連換衣服的時間都沒有，就會被孩子吵著要抱抱。這時候，如果她說「等一下」，然後換好衣服、洗完手，再把家裡收拾好，最後再把孩子抱在懷裡，等待已久的孩子會感到很失望，感動的心情也減了一大半。如果在孩子十分渴求媽媽陪伴的時候，可以滿足孩子，陪孩子一起玩耍，那麼即便白天媽媽不能陪在身邊，孩子在一定程度上，也可以得到滿足。飯晚一點吃，房子髒亂一點，並不礙事，所以，當孩子跑來討抱時，只要立即抱住他們，盡力地滿足孩子就可以了。

金惠男 朴鐘錫

《SKY Castle 天空之城》和父母的欲望／父母的欲望

二〇一八年底由韓國JTBC電視臺製播的《天空之城》（SKY* Castle）電視連續劇，講述的是為了使子女擠進名門大學而不顧一切的上流社會父母的扭曲欲望。他們希望子女成為擁有最高權力、財富和聲譽的人，並堅信為此必須通過「第一」「名門大學」「醫學院」這一關。

貫穿整部電視劇的主題，或許就是「大人的欲望毀了孩子的未來」。「我這麼做都是為了

* 譯註：SKY是韓國首爾大學（Seoul National University）、高麗大學（Korea University）和延世大學（Yonsei University）三所名門大學的簡稱。

你，都是因為愛你，你還小，所以不瞭解這個世界，等你長大為人父母時，就會完全體會我的心情。」等等非常耳熟能詳的話，道出了父母總是為了督促及鞭策孩子達成自己的最高理想，而操縱著孩子。

這部電視劇太寫實、太冷酷、也太令人感傷。對於如今依舊以成績掛帥、以考試為主、以成功為前提的我們來說，提供了很大的警示，究竟什麼是真正的幸福？什麼是真正為了孩子，愛孩子的表現呢？

這齣連續劇的收視率高達百分之二十，並且引發熱議，成為社會大眾討論的焦點，然而，我們不能只把它當成有趣的連續劇來看待，因為託此劇之福，部分仍然將考第一名和進入名門大學視為成功捷徑的家長，會不會因此發現原來還有大學應考指導員這個職業，而試圖去找尋這個門道，我們是否應該更認真地竭盡全力去走出一條有別於他們的路？我們是否應該擔心自己綁在孩子脖子上的韁繩拉得太緊了呢？

「是不是太誇張了？難道真要做到那個程度嗎？」

也許有人會這樣說，但遺憾的是，電視劇中的情節與現實並沒有太大區別。難怪在這齣連續劇播出的期間，我的腦海中浮現出許多接受心理諮商的學生和其父母，他們的形象都與劇中人物如出一轍。

◑透過精神分析學觀察到的《天空之城》的各個角色

‧把自己的自卑感投射到女兒身上，獲得代理滿足的「韓瑞珍」

她是個將不被婆婆和丈夫認可的自卑感投射給女兒，藉此取得代理滿足的人。她想讓女兒進入首爾大學醫學院，以恢復自己的自尊心。她無法區隔女兒與自己，錯將扭曲的占有慾和強迫的執著，誤以為是對女兒的愛。

她隱瞞了自己本名郭美香的這個身分，編造出「銀行行長之女」的虛構人物，卻害怕真相大白。於是在不斷地攀比、排序、評價別人的同時，也常常擔心自己得不到認可，表現出一種不穩定情緒和情感（affection）的邊緣性人格傾向。

‧試圖透過暴力和破局的方法消除不幸的過去，並獲得補償的「金珠英」

她是個對聰明伶俐的女兒有著不正常的執著，涉嫌為了成功而殺死丈夫的人。由於她的行為過於極端，以及對於自己親手毀掉親生女兒的失落感和挫敗感，導致她想藉由搞垮別人的家庭，以解決這種反社會人格障礙（sociopath）的傾向。

這個角色以現實人物來說，有些太誇張之處，不過，她象徵著大部分人通常都會具有的劣根性，包括嫉妒、攻擊性和破壞性等。

·懦弱的小王子，一輩子依賴母親而迷失自己人生方向的大小孩「姜俊尚」

相較於大學應試成績全國第一、首爾大學畢業、醫學院大學教授等「閃閃發亮」的頭銜，他有著非常低的自尊心和表面化的人際關係，表現出自戀型人格疾患（Narcissistic personality disorder, NPD）。他是一個無視於晚輩及下屬，表現出剝削他人傾向的人。即便年過五十，生活大小事還是要詢問母親的意見，十分依賴母親。他不斷地被與朋友比較的自卑感所折磨，過著愛比較又執著於被比較的人生。

·被完美主義和自卑感囚禁，只擁有表面權力，被疏遠和孤獨的父親「車民赫」

他是個所有事情都要自己控制，執著於秩序和完美主義的強迫性人格障礙的人。雖然透過與權貴家庭結婚，提高了原本洗衣店兒子出身的背景，但是相較於含著金湯匙出身的醫生和檢察官，甚至對自己的妻子，也不斷地感到自卑和不安。雖然他將此包裝成權威的暴力型養育態度，以及以金字塔為象徵的等級化和表現慾，但是卻無法擺脫自卑感，是個將所有不安的原因都投射給他人的不成熟的人。

・繼承欲望而非真愛的可憐孩子，醫大是人生全部的空虛的「藝瑞」

她沒能從父母那裡學到成熟的人格，以及對他人的同理心或關懷，只繼承了父母的自卑感和憤怒、嫉妒和憎恨的情感。這是一個典型的反應性依附障礙症（Reactive Attachment Disorder, RAD）的人。她不能把媽媽的欲望和自己的夢想區隔開來，而是把媽媽的缺點原封不動地內化，並據此生活下去。她無法理解他人的感情，雖然受盡折磨，但是內心卻無法平靜，因此如果考不上首爾大學，就會陷入「自己的人生什麼都不是」的危機，陷入脆弱的自尊心中，表現出強迫性人格傾向。

・為了得到空虛的幼年期和學生時期的補償，拚命地為了悲傷的復仇而痛苦的小大人「慧娜」

她的母親是個在體弱多病的未婚媽媽，使她必須獨自解決所有問題，摒除了孩子的單純和天真爛漫，在完全以目標為導向的生活中長大。她有著超乎高中生的縝密思緒，像大人一樣的聰明伶俐。但是，由於父母不在身邊，成長過程中有很大一部分都出現了漏洞，這種心理匱乏的傾向，就像人生沒有明天一樣，以一種魯莽和極端的姿態，表現出執著於復仇、易怒，以及難以控制衝動的問題。

・生活在假面自我中的說謊癖及虛談症患者。直到母親的信任和支持，才從與父親之間虛假的眷戀關係中獨立出來的孩子「世麗」

她企圖編造出「哈佛大學學生」的虛假自我，以逃避父親的期待和本人的自卑感。這種行為可以解釋為虛談症或早期妄想，即使不斷為自己的謊言感到不安和痛苦，但同時又害怕失去父親的關愛，執著於虛假的自我，最後當一切被揭穿，放下自己的假面和虛榮之後，才脫離了與父親的病態眷戀關係，恢復了人格的成熟和自尊。

・在令人窒息的家庭環境中，唯一的正常人物，扼殺了自己感情和想法的可憐孩子「藝彬」

她處於爸爸、媽媽和姊姊都有著相同勢利傾向、令人窒息的家庭環境中，然而擁有一般正常的品格和性情的她，反而被視為不正常，因而感到十分矛盾。她試圖透過偷東西等不良行為，去除由於自己的意見和感情被徹底忽視及低估的經歷中，所產生的憂鬱感和剝奪感。她完全沒有健全的人生榜樣，在對家人的恐懼感和排斥感中，她很快速地就變得依賴家教老師慧娜。

◑兒子要做法官嗎？要當醫生嗎？

事實上，不用拿別人的故事來說，我本身就如同電視劇中的孩子們一樣，是「裙帶風」「課外輔導」「應試地獄」的受害者。

兒子，你要當法官、檢察官？還是當醫生呢？

這句話從小學開始，就讓人聽得厭煩。世界上的職業又不是只有法官、檢察官和醫生，大學又不是只有法學院和醫學院，為什麼母親會向年幼的兒子提出這樣的問題，並強迫他回答呢？當時，我年幼的心靈，也感到胸口像是被什麼東西堵住似的。

那是在國二的時候。當時上科學高中特別班的我，到了凌晨一點才結束補習班的課程回家。我一天的生活除了準備學校課業、內審資料、上補習班、參加競賽之外，沒有其他事情可做，也沒有時間做其他的事情。當時我才十五歲，母親告訴我，如果沒辦法考上科學高中和首爾大學，人生就註定要失敗，我實在不能理解母親的話，但是無論如何，我都十分努力用功讀書。

「輸給他，媽媽在我們社區裡，怎麼抬得起頭呢？」

「他沒有上補習班，住的房子也比不上我們，你不覺得羞愧嗎？我真羨慕他媽媽。」

這些話使我好像成了罪人，為了母親，我硬要勉強自己拚命念書，當我在班上拿到第一名時，母親說：「幹得好，但是你還可以做得更好。」在我拿到全校第一的時候，母親不停地鞭策我說：「不能自滿。直到考上科學高中為止，讓我們繼續保持這個成績吧！」「媽媽」這個名字，已經不再是溫暖的存在。有一天，我實在太傷心、太委屈了，就問母親說：

「媽媽您自己的功課也不好，爸爸也沒有上過名門大學，為什麼要強求我呢？」

「這都是為了你好呀！做個像叔叔一樣的醫生，才不會被瞧不起。而且既然已經花下心血，就應該畢業於韓國最好的大學——首爾大學醫學院，才能獲得最好的對待。」

我問母親為什麼要像叔叔一樣成為醫生，才不會被瞧不起，為什麼要畢業於首爾大學醫學院，才能得到最好的待遇，而且，為什麼一定要得到最好的對待呢？但她回答說：「只要你長大成人，就會明白了。」

我從國中開始就夢想成為《體育新聞》的記者，希望有一天能採訪韓國著名的棒球投手朴贊浩。我幾次認真地向父母傳達自己為什麼會夢想成為記者，而且我堅信別人的視線和評價，並不能左右我的幸福。我堅信，作為父母，**如果他們真的愛我，就會尊重我的意見，並且理解我的想法**。但是，我無法抵抗「這是媽媽一生的願望」這句話，因為我必須是「母親的驕傲」

和「乖兒子」。

我原本很期待母親能夠認同我想做什麼、想過什麼樣的生活，但是她冷漠地用大人的尺度、社會的標準來衡量我。她並未試圖說服我、理解我，反而說：「如果你不聽媽媽的話，以後就會後悔。等你長大以後，就會知道媽媽的話都是對的。」

我現在已經長大，成了母親盼望已久的醫生，但是依然無法理解當時的母親。不，我更明白母親錯了。雖然母親說不聽她的話，以後會後悔，但是到了後來，我真的很後悔當時聽了媽媽的話。我從來沒有後悔當醫生，但是我後悔當初為什麼放棄我的夢想，在母親這個絕對權力面前低頭屏息。如果是兒子盼望已久的夢想，母親應該可以讓他盡情地嘗試一次看看吧？因此，我也埋怨過母親。

在二十二歲的那年夏天，身為醫大學生的我，有機會和母親促膝長談。當時我已經長大成人，想要試著解開年少時的遺憾，於是小心翼翼告訴她說：「現在我理解母親的心情。」然後問母親有什麼想法？

「對不起。」

令我驚訝的是，母親對我說了對不起。啊！我原本以為母親好像也對我懷有歉疚的心情，過去這段期間堆積的怨氣，好像雪一般融化似的。但是沒想到母親接下來說出口的話，卻讓我非常震驚。

「我沒能把你送到首爾大學醫學院。」

天哪！母親還搞錯我難過的理由。當時，由於ＩＭＦ導致我們家的經濟陷入困境，原本到高二為止都還能支付的高額補習費，到高三時就無以為繼。而且別說是上補習班，連買題庫的錢都沒有。母親認為我的成績因此下降，結果沒能考上首爾大學醫學院，所以才會埋怨父母。在那段漫長的歲月裡，母親誤以為我當然也像她的願望一樣，想考上首爾大學醫學院。

◑「不要把你的貪念包裝成孩子的夢想」

成為精神科醫生後，我發現世界上，不，在韓國，像我母親一樣的人太多了。擔任住院醫生的第一年的夏天，七月的某一天晚上，我接到了急診室的電話。

「您是精神科值班醫生吧？十四歲的禹煥，由於無法呼吸的症狀送來急診室，我們檢查了他的呼吸器官、心臟等方面，都沒什麼問題，好像是心理問題，所以就聯繫您。」

「精神科方面進行鑑別了嗎？」

「因為患者根本沒有發燒，而且也不是拍ＣＴ的狀態。請您先來看看就知道了。」

我到達一樓急診室門口時，女孩捂著臉，扭著頭躺著，旁邊站著一位看起來像是孩子的母親，滿臉怒氣的中年婦女。女孩聳著肩膀急促地喘氣，接著突然尖叫起來，暫停並平靜片刻之後，又一再重複這樣的動作。

由於覺得在這種狀態下，並不適合向她提問，於是我觀察了她五分鐘左右。然後，在確定了幾個症狀和鑑別點之後，我請孩子的母親暫時離開。

「別擔心，請您暫時去小吃部看看，或者繞著大廳走一圈。只需要十五分鐘左右就可以。」

「一定要這樣嗎？我會在那裡看著的。」

「別擔心，去逛逛再回來吧，我會好好看著她的。」

母親走出急診室後，一如預期地，孩子近乎發作的躁動停止了，近乎尖叫的喘息聲也逐漸穩定下來。當孩子似乎稍微平靜下來時，我引導孩子做五次大大的深呼吸，孩子沒有做完就開始咳嗽。然後我請她慢慢地再做了五次深呼吸，接著問道：

「是期末考試期間嗎？」

穿著校服被送進急救室的孩子沒有回答，而是眼角流下了眼淚。這個孩子目前念國二，在全班排名第三，在全校排名第二十五。我跟她說：「妳功課很好啊！」她聽完無力地搖了搖頭。因為如果想要考上科學高中，至少也要進入全校前五名。

「妳為什麼想念科學高中？」

「因為我得念醫科大學。」

「為什麼想去念醫科大學？」

「因為媽媽要我去念醫科大學。」

「妳想成為什麼樣的人？」

「功課很好的人。」

「妳現在功課已經很好了。」

「不，我媽說如果考不上ＳＫＹ或者醫學院，人生就失敗了。」

真是令人心痛啊！現在才上國二的孩子，嘴裡說著什麼人生、失敗這類的話，實在讓人感到難過。就像很久以前我背負著媽媽的期待，什麼都不懂的，被強迫去念科學高中和醫科大學一樣，這個孩子目前的遭遇，也令人心疼不已。

孩子說，一想到考試，就會突然覺得喘不過氣，十分焦慮。而且她說如果考砸了，媽媽就不會把自己當人看待。如此這般，在聊起自己的內心故事時，孩子突然緊張起來，開始呼吸急促起來。果不其然，不知不覺地，孩子的媽媽已經走到我們的身邊。

我請孩子的母親暫時離開急診室，然後告訴她，身為醫生，我認為目前孩子在學業和成績方面，似乎承受很大的壓力。但孩子的母親卻說，那些同年齡的人不都如此嗎？

「請問您是第一次來急診室嗎？」

「沒有，這是第三次。」

以前在急診室時，孩子似乎也得到同樣的診斷。即便如此，依然不見好轉，這是因為母親扭曲的欲望，混淆了孩子的夢想和自己的欲望。

與孩子的母親談了一個小時左右之後，我感受到孩子的茫然和鬱悶。雖然我建議要讓孩子暫時住院，但那位母親卻要求馬上讓孩子出院。她說，女兒不是生病，而是不想考試，不想學習，只是在裝病。

那位母親不顧我的勸阻，辦理了出院手續，於是，孩子又開始喘不過氣，聳動著肩膀、揪著胸口，滿臉通紅起來。

「夠了！已經好幾個小時了，妳煩不煩啊!!」

整個急診室都響起了母親洪亮的聲音。驚魂未定的孩子雖然不再喘不過氣來，但是眼神比來急診室之前更加陰鬱。最後，當我抓住母女倆時，那位母親對我說：

「醫生您還沒結婚吧？因為沒有孩子所以不知道那種心情。而且我也是中學老師，我自己的女兒我最瞭解。」

果真如此嗎？難道因為我還沒有當上父母，所以不能理解她的心情嗎？如果我也為人父母的話，真的就會最瞭解自己的孩子嗎？這不就是傲慢的父母唐突的錯覺嗎？

父母扭曲的關愛和保護欲望，會讓孩子誤以為父母對孩子的執著和控制就是愛的表現。然而，父母應該給予孩子的，不是醫生袍和醫大的學費，而是「不管你成為什麼樣的人，都希望你幸福，媽媽和爸爸一直站在你這邊」這種無條件的支援和支持，憑藉著這股力量，孩子就可以繼續向世界挑戰。

父母的占有慾和執著，不能再被理解為對子女獨一無二的愛，孩子並不是滿足父母私慾的工具。子女不是滿足父母自卑感的私有物，而是應該受到尊重的獨立人格。所以，不能將父母的貪慾包裝成孩子的夢想。想拿第一名、想上名門大學、想當法官、檢察官或者醫生，如果這真的是孩子的願望，那麼就算不在孩子身旁勸他，他也會自己好好努力去實現。

暫時閉上眼睛，想像一下自己的孩子邁入中年的樣子吧！富人也好，成功的人也罷，最重要的是我的孩子幸福與否，不是嗎？若想要做到這一點，就要聲援和鼓勵孩子可以走出自己的路。

——星期天下午一點——

這真的是我的模樣嗎？

「雖然已經快五十歲，但是卻不知道該如何生活。這就是媽媽製造出來的傢伙！」電視劇中的一名男子大聲地吶喊著。

因為媽媽要他好好念書，所以考了全國第一，媽媽讓他去醫科大學，所以他當了醫生，媽媽希望他當醫院的院長，所以他拚命努力。

雖然是連續劇的情節，但是好像並不是別人的故事，所以讓人感到很苦澀。

在被某人牽著，努力向前奔跑的那條路上，這真的是我的模樣？是我所期待的人生嗎？當這些問題被拋出時，該怎麼辦？

金惠男：這似乎是對真我（true self）的疑問。「當父母認為孩子是自己的一部分，想透過孩子來進行代理滿足時，孩子的自我就會有不能正常發育的危險。」父母過分期望和干涉，會讓孩子被父母所期待的形象所吸引。因此長大成人之後，比起追求自己的真實生活和面貌，更執著於向別人展示自己的形象。但是在某個瞬間，就會像電視劇中的主角一樣，一邊說「這不是真正的我」一邊變得混亂，直到年過五十，也不知道該如何生活。

朴鐘錫：那真的不是別人的故事。在我的學生時代，大部分人都不是因為自己想念醫科大學或法學院，而是因為父母的希望才去的。孩子認為自己的真我就是「聽父母話的好孩子」。所以，在不知不覺中，開始認為「如果書念得不錯的話，應該去念醫科大學或法學院。只有這樣才能得到認可。那樣才是個好孩子、乖兒子。」但是真正去念醫科大學時，會發現幾乎沒有人是自己想成為醫生的。

最近好像也沒有什麼太大的差異。以「進入名門大學，在大企業或國營企業上班」為目標，並不是自己真正的期望，而是按照別人所說的「最好」公式去做，但是，即便如此，似乎也沒有什麼抵抗感。

編輯：但更大的問題是，這樣做真的幸福嗎？不管是媽媽的引導，還是自己的意願，只要這樣一來能夠心滿意足且幸福就好，但是事實並非如此，所以就會覺得自己活得很虛假，那麼，真我就會在遲暮之年，產生人生有何意義的苦惱。

金惠男：沒錯。我們的醫院來了好多醫大的學生，聽他們提及自己的故事，都挺可憐的。他們從幼兒園開始就以為上大學是人生的目標，因為媽媽一直這麼說。甚至自己的專攻也是由媽媽來決定，或者依據成績來判斷。所以，他們甚至沒有時間回顧自己想要什麼，媽媽想要的就變成他們想要的東西。如此一來，他們就像賽馬一樣只顧著向前衝，然後就進入了大學，現在媽媽解開了韁繩說：「我該做的事都做了。」然後讓他們可以自由地、隨心所欲地去做想做的事情，但是他們卻不知道該怎麼做，所以經常感到混亂和憂鬱。因為直到現在為止，他們都不是在走自己的路，而是走別人的路，所以，如果真的要走自己的路，他們也不知道應該走向何處。

編輯：這種時候真的會很迷惘吧！因為直到現在為止，都不是靠真我（true self），而是靠別人的期待，或者為了做給別人看而活，是以假我（false self）的身分存活。

金惠男：不是這樣的。想讓別人看到自己，不辜負父母的期望，最終會成為自我的一部分。但是如果發現不是自己所期待的其他東西，就會產生「這不是我，那麼我的真我在哪裡？」的混亂情形。我們應該接受自己生命中所有的瞬間，當時所感受到和追求的東西，都是我自己的，並把它整合成「我」，當我對自己不滿意，對現實不滿意時，就會否定截至如今的自己。

朴鐘錫：我的想法也和金惠男老師一樣。即便跟隨著媽媽或者別人的欲望，配合著去做些自己不願意做的事情，也不是完全不是自己。這也是自己的一部分。但是，如果覺得「這不是我」時，就會在整合成「我」之前，彼此產生碰撞，可能會發生暫時性的矛盾。所以不能完全否定自己所認為的虛假自我，並且認為自己應該要戰勝他，並且拋棄他。因為他也是自我的一部分，應該承認並且接受他，使他能夠好好地與「我」相處。例如，A很遵從直升機媽媽（意指過度干涉和保護子女人生的媽媽）的指示和保護，按照媽媽的願望考上了醫科大學。然後在某一瞬間，意識到自己並不太適合念醫大，總覺得「我的人生被操縱了，我只是媽媽的玩偶」。這是由於一時對父母的怨恨、反抗或否定，所以才會產生這種情緒。但是從長遠來看，如果將此和「我」進行整合，就會自然而然地接受。我認為，感覺到「假我」並且接受他，只是需要時間而已，並不是否定、對抗或對立的問題。

金惠男：在我認識的人中，有位男生在讀醫大的時候，突然覺得這不是他期待的路，說是要做自己想做的事，然後就直接轉入其他學校的哲學系。但是過了幾年之後，又重新回到了原來的醫大。在與生計或職業等現實問題發生衝突時，他最終還是回到醫科大學。他雖然為了尋找真我而彷徨，但是最終與現實妥協，重新回到醫大，對於這樣的自己，他感到很混亂。但是如果徹底瞭解的話就會發現，那個在彷徨中尋找著什麼的本身，就是他的真我。因為我們活在人生的每個瞬間都是「我」，就連被風吹得搖搖欲墜的我，也是我。

編輯：原來如此。那麼，除了被父母或他人的期待牽著鼻子走之外，假我還有其他代表性例子嗎？

朴鐘錫：在「Facebook和Instagram等社群網站上傳多半帶點作秀性質，展現出「我這麼幸福，我過得這麼好」的照片，也可以解釋為假我的一部分。事實上在社群網站上曝光（?）的知名照片中，有些人只有鏡頭裡面的樣子非常帥氣，鏡頭以外不是亂七八糟，就是不帥氣、不幸福的樣子。事實上，上傳照片的人本身，也因為演出的假我和真我不同而感到混亂，因此可以理解為上傳了告白性的照片。

編輯：即使這樣，透過演出或作假，上傳「我很幸福」的照片，最終不能被理解為想要變幸福的欲望或意志嗎？還有，是不是自己也想透過這個行為得到安慰呢？

朴鐘錫：是的。假我並非不是我，裝模作樣的我，也是我的一部分。而且即便是演出或作假，我想要變成這樣的願望，或是無意識、自卑感等我從未承認的破碎的自我，也都是我，總有一天我們會明白這一點，並加以認可，且將之整合為「我」。透過這些歷程，人也會變得更加成熟。

金惠男：這似乎也應該找到平衡感，不要離現實太遠。過度執著於自己的幸福、成功、帥氣的模樣，只想持續向別人展現出這一面的話，就會與現實產生乖離感，讓人變得更加不安、孤單和空虛。我認為去認可那個吃力的自己、不太帥的自己，找到平衡感，似乎是更重要的事。

金惠男 朴鐘錫

用身體哭泣的人們／火病

「哎喲，真鬱卒！唉，真傷心！」

平日晚上播放的電視連續劇中，以大家庭為背景者居多。因為是全家人圍坐在一起吃晚飯或談笑的時間，因此經常播出以家庭為主題的連續劇。但不知道為什麼，在看連續劇的時候，會讓人不止一、兩次地感到怒火中燒，就算清涼的汽水一飲而盡也無法澆熄，有種數十塊乾澀的地瓜梗在心口的感覺。

所有家庭連續劇中都有不可或缺的登場人物類型，那就是「國民媳婦」，連續劇中的國民媳婦主要是長媳，為了維繫大家庭而做的犧牲是理所當然之事，是個生活得無比善良，甚至有點愚蠢的人物。

在連續劇裡，她侍奉公婆、伺候善良的孝順丈夫，一手包辦生兒育女的照顧等大小事。這種程度只能說是「家庭主婦的宿命」，可以一笑置之。但是看到連同小叔和小姑的家人們都住在一起（在這樣的連續劇中，全家人結婚後仍必須住在一起生活，家庭才會被認為是幸福），也要二話不說地照料他們生活的情節，我不禁感到鬱悶不已。再看到她似乎把這種生活視為理所當然，實在讓人覺得連連續劇都對一個女人如此殘忍。

沒有像家務事一樣做也做不完又不起眼的事了，那是過度勞動。張羅一家人的家務事也就罷了，好幾個家庭一起生活在一個大屋子裡，沒有任何怨言，還必須心甘情願地認為是件幸福的事情，我真的覺得是超人。此外，更令人感到惋惜的是，這種長媳的情緒和人格被徹底忽視。假使她想皺起眉頭發發牢騷，甚至連觀眾都會譴責她「連那一點事都忍受不了嗎？」

她只能以兒媳婦、妻子、母親、大嫂的身分存在，不能做自己。也許正因為如此，我在觀看以國民兒媳的犧牲為擔保的家庭連續劇時，就會產生「她以後應該會生病才對」的想法。把所有事都攬在身上，包容照顧一切的超人式、無條件奉獻的母親，只是個烏托邦，在現實生活中，她內心早已千瘡百孔，全身都在哭泣。

◑ 生活在火團中的女子，順德

順德今年五十九歲，已經年近花甲。平時很內向又有耐性的她，從幾年前開始，就經常感到胸悶、心跳加速、不由自主嘆氣的事情越來越多。好像心窩上懸掛著一塊石頭，有時突然會有裡面似乎有什麼東西凝結成團，像火一樣猛地衝上來似的感覺。此外，她會覺得臉上火辣辣的，感覺坐立不安、消化不良、胃口不好、睡不著覺。去醫院做過各種檢查，卻仍找不出問題所在，只好來敲精神科的大門。

「再這樣下去，我覺得自己可能會瘋掉，所以來找醫生您。我到底為什麼會這樣？」

過去那段期間，即使心火旺盛也一直忍著的她，從幾個月前起，突然無法再忍耐，開始向丈夫發洩。而且睡著了也會突然爬起來，想狠狠地揍丈夫一頓，甚至萌生想要離家出走的衝動。

順德以「如果把我以前的生活寫成書，可能會多達十二本」，開始說起她的故事。她出生在以保守聞名的大邱的書香世家，受過嚴格的家庭教育，與丈夫是相親結婚。婆婆掌控了家裡所有大小事，擁有決定權，對分家的兒子與兒媳的生活也一一干涉。

在超過三十年的婚姻生活期間，順德從未曾碰過丈夫的薪資袋。因為她完全沒有經濟權，在家裡只負責操持家務，有時她甚至覺得「我只是這個家的廚娘」。

身為家長又很有權威的丈夫，不曾幫孩子換過一次尿布，也對順德視若無睹，即使是芝麻蒜皮小事也會突然大吼大叫，讓順德經常提心吊膽。不只如此，每當他喝完酒回到家，就會雞蛋裡挑骨頭，折磨刁難她，嚴重時還會毆打她。儘管也因此而引發了很多與女人有關的問題，但婆婆反而會當面斥責她「女人連這種事都忍不了」，說「都是因為妳這個妻子有問題，男人才會出軌」。

有一次她覺得自己再也活不下去，就回了娘家。但卻因父親和哥哥們說「女人嫁出去，死了也是夫家的鬼」而不得不轉身回去。從娘家那裡得不到半句安慰的心情，讓她悲傷得幾近崩潰，但是除了再次回到婆家，也別無他法。

值得慶幸的是，孩子們很聽媽媽的話，書也念得很好。順德以「無論如何都要好好教育孩子，好好栽培他們……」「就堅持到孩子結婚為止吧」的想法，再三地忍耐。

就那樣熬過忍耐痛苦的歲月，六年前，婆婆中風倒下了，理所當然地，看護病人成了順德的責任。在過去的歲月裡，百般虐待自己的婆婆雖然很可恨，但另一方面她心裡還是覺得婆婆可憐，因此她竭盡全力地照顧著病中的婆婆。

經過三年多的時間，婆婆去世了，與將會變得輕鬆愉快的期待正好相反，順德的心情逐漸鬱悶了起來。她毫無理由地變得不安、欲望減少、胸悶，內心如怒火中燒。而且自幾個月前開始，一反常態地，她開始頂撞丈夫，甚至產生了想毆打丈夫的念頭。

「醫生，我到現在為止過的日子實在太可恨、太空虛了。為什麼我到現在都不敢頂撞丈夫，活得像個傻瓜呢？」

在順德的心裡，長久以來被丈夫和家人們壓抑的委屈與憤怒，凝聚成一團火。那一團火變成了火球，猛烈地衝撞著她的內心，她的抑鬱與憤怒找不到出口，最後甚至還折磨著她的身體。

◑鬱悶與火氣積壓成怨恨的「火病」

俗話說：「傷心時不哭，就該換身體哭了。」因為我們的身體與心靈並非各自分離，而是連成一體，所以如果心理生了病，身體症狀就會伴隨而來。如果情緒和欲望被壓抑而找不到出口，就會從身體去尋找出口，宣告自己的存在。

「心口好像被堵住似的，消化不良，胸口也很悶。心臟有時跳得很快，呼吸有時覺得很困難。因為覺得冷而穿上衣服時，立刻又全身發熱；連續幾天便祕，但突然又會拉肚子。」

實際上，到精神科就診的人當中，很多人訴苦的不是心靈，而是身體上的疼痛。他們面對完全抓不到頭緒的各種身體症狀，長期到各個大小醫院做檢查，卻無法發現異常。然而，隨著時間的流逝還是沒有出現改善的跡象，心情鬱悶病情就更加嚴重，於是只好到精神科尋求治療。

這種即使進行醫學檢查也沒有發現身體異常，但本人卻訴說著身體出現各種異常症狀的情況，被稱為「身心症」（somatization disorder）。在韓國，「身心症」主要好發於中年以後的女性，透過諮商面談後發現，她們的情緒受到極大的壓抑，而且對發生在自己身體上的症狀很敏感，她們之中的大多數人還出現了「疑病症」（hypochondriasis）。

然而，如果進行更深入的諮商面談將會發現，他們正透過身體的症狀向他人傳達自己的內心。亦即，無言的呼籲著「我病得這麼嚴重，請照顧我一下」。他們也表現出「身體如此虛弱的我，能好好地活在這個世界上嗎？」自信心低落的模樣。此外，也有強烈地想透過自己的身體症狀，去迴避想要避開的人事物的傾向，傳達著「我身體不舒服，暫時不要跟我說那件事」的訊號。

相較於對身體症狀的過度敏感，他們對情緒的感受及表現較為遲鈍。因為長久以來感情被壓抑，因此對這方面的感受力不強。悲傷或憂鬱時，也不太能感受到那種情緒，生氣時也無法適當地表達及解決憤怒的情緒。他們主要是透過身體來傳達自己的情緒。

這種身心症多見於語言表達被壓抑的文化圈。他們不僅沒有學會用語言表達自己情緒的方法，而且在將壓抑情緒的生活視為理所當然的現代社會氛圍裡，也無法痛快地表達自己的心事。他們反而想透過身體上的疼痛向別人訴說自己的憂鬱、不安、憤怒等情緒。換句話說，因傷心哭不出來時，用身體代替心靈來哭泣。

韓國家庭主婦經常罹患的火病，就廣義上而言，也可說是身心症。火病是鬱火症的簡稱，是韓國獨有的傳統疾病。一九九五年，美國精神醫學學會將火病依韓語發音標記為「whabyung」，並定義「火病是韓國文化症候群之一的『憤怒症候群』（anger syndrome），因抑制憤怒而產生的疾病」。

我們偶爾會聽到周遭人士說「因火病而死」，究竟火病是什麼？為什麼只存在於韓國且會致人於死呢？

火病，亦即鬱火病，顧名思義是「鬱」和「火」積累於心中所導致的疾病。火病這個名詞蘊含著韓國人「恨」的情緒。因此，火病可以說是火氣與怨恨長久累積後，蛀蝕身心的疾病。火病多發生在中年以後的女性身上，是大約韓國人口百分之四以上的人會罹患的常見疾病。在ＩＭＦ之後，由於裁員和事業失敗等因素，也常出現在男性身上。火病的起因，可歸咎於綜合家長權威式的社會氣氛，以及不擅長處理憤怒的個人性格所致。

◑「請從心中開啟一道發洩心火之門」

從順德的情況來看，火病的原因可說是一個人一生未解的怨恨。因為在當時無法及時表達出生氣、傷心和抑鬱的情緒，獨自忍氣吞聲，火氣與憤怒鬱結成又大又硬的一團。

可笑的是，這種火病大部分是在艱難的過程都結束後才發生。使喚媳婦操勞家事的婆婆過世後、因酒及女人問題苦惱了一輩子的丈夫打起精神迷途知返後等，當艱難的事情都已經過去，現在好不容易才鬆了一口氣，感覺可以舒服一點的時候，身體才開始變得異常，罹患了火病。

這與壓抑的消解有關。在過去最艱難的時期，順德一直壓抑自己，忍氣吞聲地生活至今。因忙於壓抑及忍耐，她沒有餘力去感受和照顧自己的情緒。但隨著大部分問題的結束或消失，壓抑感逐漸緩解，之前積壓的憂鬱與憤怒開始叫囂著「現在我也該喘口氣了」，想要走出外面。

並非所有像順德一樣承受來自丈夫和婆家的極大壓力的中年主婦都會罹患火病。即使承受著相似強度的壓力，只要不往心裡堆積，想方設法謀求解決之道，就不會演變成火病。特別是主婦們，可以經常向同齡朋友或鄰居阿姨、娘家姊妹們說些丈夫和婆家的壞話來緩解壓力，宣洩自己的情緒。然而，遺憾的是，順德不願意讓朋友和姊妹們看到自己過著這麼不幸的生活。她的自尊心阻擋了被稱為「嘮叨」的良好發洩管道。

倘若放任火病不管，容易因慢性壓力而引起各種併發症。諸如出現血壓升高、心臟血管狹窄、血糖上升等症狀。「死於火病」就是因為這些原因。

火病的治療要從緩解內心深處的心結、鎮定及化解情緒開始。此時最重要的是家人的關愛與理解。順德的丈夫對妻子突如其來的變化感到非常驚慌失措。剛開始他很生氣並且大聲叫罵著「這個女人是不是瘋了？」但妻子的症狀反而更加惡化。意識到事態非同小可的丈夫，和順德一起來到了醫院。

「奇怪，韓國主婦們哪個人不是過著這樣的生活？照顧丈夫和子女、孝敬婆家的人，有那麼難嗎？」

不出所料，順德的丈夫非常頑固。在第一次諮商面談時，他說「妻子放著只要是家庭主婦都會做的事情不做，就特別愛作怪」。但隨著面談的持續進行，順德的丈夫開始承認，妻子過去那段時間確實真的很辛苦，也開始領悟到，妻子也是跟自己一樣有情緒的人，是一個希望自己能被丈夫疼愛並得到尊重的女人。幸好丈夫在順德突然罵了自己一頓並發火後，還能聽進別人的話。

「丈夫還是跟以前一樣。個性能變到哪裡去？不過即便如此，他還是有表現出略微小心翼翼的樣子。昨天還生平頭一遭洗了衣服呢！看到他這副樣子，我心裡也很不是滋味。看著丈夫那種無精打采，彷彿缺了牙齒的紙老虎般的模樣，現在我也不再像以前那麼生氣了。」

過了好一陣子再見到順德時，她顯得輕鬆了許多。她說她生氣的頻率逐漸減少，撲通亂跳的心，似乎也鎮定不少。更重要的是，她開始承認自己也有問題。順德一一說出對過去一切都依賴著丈夫生活、自己被傳統女性形象所束縛、因為不值得一提的自尊心而與朋友斷絕關係，過著孤立的生活等的悔恨及遺憾，又說，現在她也正逐漸走出封閉的世界，與朋友見面，參加感興趣的活動，尋找自己的生活。她開心地笑著說：「等到溫暖的春天來臨，正規劃著和丈夫一起去旅行。」

◑ 適當地表達及忍耐，照顧你自己的情緒

火病的治療固然重要，但**預防更爲重要**，必須即時化解情緒，不要積壓怨氣。當然，這並

不是要我們隨時發脾氣。直接發出來的怒火，反而會傷害自己和身邊的人。因此，我們要學會適當表達，培養懂得適度忍耐的能力，要懂得照顧及愛護自己的情緒。

由於火病多發生在家庭結構之內，因此家人之間平時要經常對話，分享彼此的情感或心情，也非常重要。若家人之間能分擔辛苦的工作、尊重並認可各自的領域，即使有生氣的事情也很容易解決。此外，最重要的是自己。在孩子出生後，大部分媽媽的生活都會以孩子為中心，傾注一切心力在孩子身上。換句話說，就是把子女放在最重要的位置。等到子女長大獨立之後，在自己身邊的配偶的存在感就會變大。但是最後還是只會剩下自己。也就是說，我們必須重新體認，自己才是最重要的存在。

人唯有在自己平安又穩定的狀態下，才能充分地將愛與平安分享給家人。因此，必須要傾注精神於培養自己的興趣、愛好或能力等，進行自我開發並照顧自己，哪怕只是短暫時間，也必須要擁有對自己的生活進行冷靜回顧的思考時間。此外，透過志工活動或宗教活動等，關心並參與除了自己家人以外的世界，也會有所幫助。透過各式各樣的活動，我們就能夠感覺到自己還活著，感受到生活的真正意義。

金惠男 朴鐘錫

給無法隨心所欲吃東西的你／飲食障礙

我雖然對體重和身材的變化不太敏感，但當體重增加到令人瞠目結舌的程度時，就會集中進行體重管理。雖然只有限制自己少碰平時愛吃的披薩和炸雞，但是效果還相當不錯。因為我幾乎不喝酒，所以經常用披薩或炸雞等食物來抒解壓力。雖然炸雞之類的食物當中，並沒有富含血清素，但是當回想起品嘗自己喜歡的食物的快感，以及吃這些食物時心情變好的記憶時，會誘發我們大腦分泌血清素。

在限制吃炸雞和披薩的期間，我每天都要跳繩一千下，其實非常痛苦。不能吃自己喜歡的食物的壓力，以及必須進行辛苦的運動的壓力，讓我整天都很煩躁及敏感。有時和患者進行諮商面談時，也會感覺到自己特別敏感及尖銳。在做運動的時候，腦海中充滿了必須儘快恢復原來的體重，才能吃披薩和炸雞的想法。

如果身為男人的我都會如此，那麼，對外貌更在意的年輕女性而言，更加非同小可吧？儘管美味的食物能帶給人味覺、嗅覺和視覺，乃至精神上的滿足感，但是，在現實生活中也不能因為想吃就盡情享受。近來也在披薩、炸雞、炒年糕和米腸等美食擺在眼前時，因為對體重增加的負面效果產生恐懼感，而陷入深深的苦惱當中。

◑吃的喜悅與四十四吋，不能放棄任何東西的智秀

被自己心目中理想的大學錄取的智秀表示，大學生活與夢想中的略有不同，感覺有點陌生。對於在鄉下就讀女子高中的智秀而言，首爾的女性看起來都很幹練有品味，讓人非常驚訝的是，她們都非常苗條，顯得弱不禁風。

雖然因為忙於大學入學考試而無暇顧及外表，但是智秀心想如今也不應再落於人後，因此她到處探索購物商場，在化妝、穿著打扮等方面費盡心思。智秀跟同系同學套交情後才知道，她們於寒假期間已經在臉上動過簡單的手術，現在正為了穿著清涼的夏季而做準備，透過皮拉提斯或瑜伽、各種減肥瘦身方式，集中管理身材。

智秀受朋友的話所刺激，急急忙忙註冊了健身房的私人教練課程（Personal Training），

也開始去皮膚科。由於她投資了巨額費用，所以期望也非常大。然而，經過了兩個星期，外貌不見太大的變化，她開始產生懷疑感。此外，對喜愛韓食、中餐、日式料理、西餐、麵食等世界上所有飲食的智秀來說，遵守教練制訂的低鹽飲食減肥食譜，宛如被拷問般的痛苦。

「呼呼！想做沒做過的運動，簡直比讀書更難、更辛苦啊！」

隨著煩躁的情緒逐漸增加且變得敏感，於是智秀到了晚上就暴吃炒年糕、米腸、拉麵等，這種模式反覆出現。白天拚命抑制食慾，到了晚上就像水壩潰堤般的吃個不停，結果體重反而直線上升。對於陷入「想要四十四吋的苗條身材，但也想吃拉麵」這種進退兩難境地的智秀，朋友說出了讓她感興趣的話。

「吃了馬上去吐，就不會胖了。」

居然有吃再多想吃的東西也不會發胖這種事！為什麼不早點知道這個訣竅呢？從那天起，智秀就盡情地吃著蛋糕、霜淇淋、炸雞、肉等，然後立刻去廁所催吐。如此下來，在近兩年的時間，智秀的體重減輕了十公斤以上。雖然皮膚嚴重受損、腸胃灼痛、生理痛也變嚴重，但是與擺脫了尺寸的壓力、可以選擇漂亮的衣服來穿，還能盡情享用自己愛吃的東西之喜悅與快感相比，這根本不算什麼。

二十六歲時，智秀發覺了幾個明顯的變化。她失眠越來越嚴重，頭髮也明顯脫落了許多。

而且最嚴重的是，對一些小事變得很敏感，也很容易煩躁，任何人稍微對她說一些不喜歡聽的話，她就會立刻大發雷霆，就算對男朋友也一樣。於是她越來越不可能跟一個人談長久的戀愛，雖然很容易交到男朋友，但也很快就分手。

她在學校或職場的生活也非常困難，忍耐力和集中力明顯下降，在做報告或分組合作時，也感到難以長久堅持、全身乏力。她常覺得心裡空蕩蕩的，感覺很空虛。她對於曾經看起來美麗的纖瘦身材，不再感到驕傲。因為她在鏡子裡看到的，不是曾經充滿活力又有光澤的皮膚與眼神，而是浮腫的臉頰與凹陷無神的眼窩，以及再怎麼化妝也無法遮掩的黑眼圈。

雖然有種犯了什麼大錯似的感覺，連莫名的罪惡感也湧上心頭，但是智秀依然像六年前一樣，深陷於纖瘦身材與美味食物兩者都無法拋棄、沒有出口的進退兩難的境地。

◑絕對拒絕飲食或絕對貪吃的飲食障礙

飲食障礙是指呈現出不正確的飲食習慣，過度執著於體重與體型的症狀。通常也包括被認為是厭食症的神經性食慾不振症，或被稱為暴食症的神經性暴食症等。這些症狀很多是從開始注重外貌的初中高中學生時期開始，二十歲出頭時更加明顯。以實際觀察到的狀況來說，女性比男性多二十倍以上。飲食障礙是占全體女性百分之一左右的常見疾病，特別集中在模特兒、芭蕾舞者、藝人等需要注意身材的職業種類人士身上。

食慾是人類最基本且最原始的需求之一，是由大腦的下視丘（hypothalamus）這個地方進行調節。如果飲食中樞受到刺激，就會發出「感到肚子餓，需要進食」的訊號；若刺激到飽食中樞，就會發出「現在肚子飽了」的訊號，進而停止進食。這裡應用到多巴胺（dopamine）與正腎上腺素的神經傳達物質來調節我們的食慾，飲食障礙正是因為該系統出現問題而產生。

厭食症是一種長期拒絕進食到會導致健康出現異常的疾病。拒絕飲食的行為是一種「我要控制我的身體」「我要嚴格遵守自己的原則」的強迫症狀。智秀就是罹患了「我要苗條美麗的身材，我必須像同學一樣瘦」的強迫症。

一如上述，由於與他人比較而受到影響，認為必須與他人相似的想法，會導致自尊心降低且缺乏自律性。於是讓人強迫性地執著於調整飲食、降低體重的任務。世界上能隨心所欲去做的事並不多，這件事是自己可以隨心所欲地去調節，其成果也可以透過數據來確認的情形，在自我控制力與心理調節方面，將會給人相當大的滿足。因為這些原因，許多害怕發胖、厭惡肥胖身材的人，才會陷入減肥成癮。

由精神分析方面來探究厭食症的原因時，有時會解釋為**缺乏與父母之間的感情、對母親的**

排斥感等。亦即，透過主動放棄用嘴巴來接收某種東西的行為及口腔期的需求，向父母或家人表達自己的憤怒或要求疼愛及關心。大多數這種情況，與其說是與家人的關係不好，不如說是雙方有分歧，但又期望得到關愛的矛盾情緒。

這種矛盾情緒與分歧，首先是透過吃完食物後又吐出來的雙重行為來表現。吃完食物後怕發胖，於是去嘔吐或吃瀉藥等。在這種情況下，胃酸的逆流會導致口腔、食道或胃部受傷。此外，肚子會經常疼痛、敏感和躁動，再加上營養不良，也會出現脫髮現象。而且還可能產生因荷爾蒙異常，而引發的月經失調，甲狀腺功能也可能會產生問題。

吃了很多食物，在消化之前立即嘔吐的行為，會在我們的體內造成很大的混亂。吃了東西後，在我們身體裡會出現可消化食物、刺激飽腹感的荷爾蒙。然而，食物卻突然全部外流，就會發生沒有可消化的東西，只有消化液被分泌出來的不平衡狀態。

此時，在飲食中樞與飽食中樞之間，多巴胺的平衡就會被打破，這種狀況若反覆出現，我們的身體就會變得衝動、敏感，會經常發脾氣。即便如此，患者還是會反覆地做這些行為的原因，在於嘔吐過後，身體會分泌出少量的腦內啡（endorphin），它會帶來小小的快感，以及「啊，現在不會胖了」的安心感。

暴食症比厭食症更常見，二十多歲的女性中，約有百分之四的人有過這種經歷。可視為與厭食症有關聯性的姊妹疾病；與厭食症患者往往表現出敏感及完美主義或強迫症傾向正好相反，暴食症容易呈現出衝動和不穩定的傾向。因為具有渴求愛情或關心的特徵，所以對別人的視線或評價非常敏感，但對他人的信賴感與信任度也很低。

有些人認為，暴食症與厭食症相比，體重變化並不大，內科方面問題相對較少，預後情況還算不錯。然而，因出現衝動和攻擊傾向，反而對人際關係或社會活動帶來更大的問題。

暴食的種類雖然非常多樣化，但主要是喜歡麵包、麵條、速食或宅配食物等，能夠方便快速食用的食物。這可以解釋為，與其說是攝取食物的行為，不如說是快速表現及發洩出積壓的憤怒的一種手段。

◑「心靈的飢餓絕對無法用食物來填滿」

KakaoTalk和Instagram裡苗條又漂亮的人比比皆是。事實上，苗條的人將照片修圖後上傳的視覺刺激，讓我們變得更敏感、更具強迫性。拿鏡子裡的自己和他們相比，莫名地貶低了自己的自尊心。

由於原本讓智秀感到快樂的食物，變成不好的、負面的東西，成為無論如何都必須迴避的對象，導致她的煩惱已經超越了單純的減肥壓力，發展成憂鬱症或恐慌症的風險也很大。因為不喜歡自己的外貌和身材的心，會為自己的人際關係或自我形象帶來負面的影響，甚至會左右社會的態度或性格。

想吃美食是人類最自然的需求，也是生活中最快樂的行為之一。但是壓抑這種心情，厭惡自己不苗條的身材，最終會演變成否定自己的身體與生活，甚至否定自我的行為。

治療飲食障礙最需要的就是**知道並承認自己有問題**。與其他諸多心理問題相比，飲食障礙更特別一些的原因，在於長期控制自己身體的當事人是「自己」。而與其他的憂鬱症或恐慌症等不同的是，因為有減肥這種明確的目標及其回饋，所以並沒有視它為疾病的想法。換句話說，罹患飲食障礙的人，不知道為什麼必須改變目前的現狀。

再加上，若治療飲食障礙，可能會再次變胖的恐懼感，也是阻礙患者擺脫這種狀態的理由。智秀剛開始的精神科諮商面談，也表現出拒絕及不合作的反應。她說：「我的身體我自己最清楚。沒錯，我當然知道過度減肥不好，您說的都是陳腔濫調。」表現出抗拒我的建議的樣子。

為了讓智秀這種飲食障礙患者認知到自己的問題，最實際的技巧就是叫她寫飲食日記。在飲食日記裡記錄幾點吃了什麼食物，有沒有嘔吐等等。記錄下和誰一起吃固然重要，若能寫出場所更好。而且最重要的內容，是盡可能詳細寫出自己在吃之前和吃之後的情緒，以及情緒的變化。誠如日記的原本目的，並非是要展示給某人看，這個飲食日記的意義便在於「自己能領悟且客觀地看待自己的身體，以及自己的心理狀態」。

其次，這個飲食日記要給自己珍惜的人、家人及值得信任的心理諮商師看，並取得他們的共鳴。在為了擁有苗條身材而進行的強制性嘔吐背後，分明有種跟食物從我的身體中流失一樣的空虛感，跟失去某種東西的感覺，而憂鬱與恐懼感正占據著那個位置。也或許即使是厭食或暴食也想避開的擔憂、不安或壓力，正緊緊地積壓在自己體內也說不定。我們應該向值得信賴的人傾訴這種憂鬱和不安，並取得其理解和共鳴，才能從四十四吋的沼澤裡逃脫出來。

我請智秀以「希望能找到最適合自己的體型與體重」這句話，來取代「尋找內在美」之類的陳腔濫調。如果苗條身體真的是優秀又美麗，那麼所有的藝人或模特兒們，就會像複製人一樣擁有相同的身體。當你擁有符合自己的性向、生活習慣、風格、體型的身體與心理，以及無比熱愛自我的自信心時，才是真正美麗的所在。

金惠男
朴鐘錫

害怕成功的人／成功後憂鬱症

成功是可怕的災難
比房子燃燒更可怕的，毀滅的聲音
屋頂瞬間坍塌
只能無力地看著你的毀滅
酒鬼般的名聲會燒光靈魂的家
如果知道你只是爲了這個而工作的話
哦，這背叛之吻是令人無法忍受的
而你倒在黑暗中，成爲失敗者

儘管人們常說「每個人都夢想著成功」，但那並非事實。英國作家麥爾坎・勞瑞（Malcolm Lowry）在他最傑出的小說作品《在火山下》（Under the Volcano）出版後，用上面的詩句來表達他對成功的恐懼。從他的詩裡也可以看出，成功並不會為所有人帶來快樂和喜悅，有些人也會害怕和忌諱成功。

成功之後，我們會感受到成就感、滿足感和自信感等，會對別人給予的肯定與稱讚感到得意洋洋。這種心理補償其實比成功所賦予的經濟補償或權力、聲譽等其他補償更大且更重要。但是有些人害怕成功，成功後反而變得鬱悶，這是由於無法承受成功所帶來的心理意義的結果。

成功也包含獨立，意味著自己過去一直依賴他人並取得他人的幫助，但現在成功後就無法再獲得幫助，必須要自己站穩腳跟才行。成功前容許些許錯誤，但成功後就不允許再失誤。此外，成功會刺激別人的嫉妒心。現在自己暴露在他人的視線前，有可能成為他人競爭和攻擊的對象。再加上如果潛意識裡蘊含著自己沒有資格享受成功喜悅的想法，最終自己會倒在成功的門檻上。

◑總是感到抱歉，無條件說對不起的永哲

「我以為當上組長會非常開心，心情也會很好。但是當了組長之後，這個位置讓我倍感負擔，而且很吃力。」

永哲是一名三十四歲的公司職員。平時以踏實、善良著稱的他，在不久前晉升為組長後，突然失去了幹勁，一見到人就變得很不安。而且對公司的事情感到害怕，甚至怕到不敢去上班，最終進了醫院。

「似乎是因為他只要稍微犯一點小錯誤，就會被部屬們嘲笑說『就那麼點能耐而已？』而且還無視他的存在，所以後來他什麼決定都做不了。」

永哲在擔任職員期間，無條件遵照指示努力工作，也感受到了成就感；然而當他真的坐上主管的位置時，彷彿穿了別人的衣服似的，感到彆扭且心生負擔。他的部屬中有經常遲到又愛偷懶的人，他在訓斥他們時，卻總是小心翼翼且猶豫不決。因為作為同事時所提出的建議，與成為上司後斥責的威嚴感不同，所以左右為難。這樣的自己似乎很無能，讓他甚至產生了乾脆回到職員身分的想法。

「自從當上組長後，我越來越無精打采，也越來越鬱悶。早上起床時，甚至連睜開眼睛都

感到害怕。我該怎麼辦？」

永哲是個誠實又有能力的人，他個性圓滑又從不發火，即使是粗活，也會毫無怨言、泰然自若地做好，所以名聲也非常好。他對長輩很有禮貌，對同事或後輩的事情，也會像對待自己的事一樣處理好，且時時刻刻不忘謙遜。當然，這樣的永哲也有缺點。因為他總是想太多，又優柔寡斷，所以很難一個人做出決定。

出生於農村的永哲，是三男一女當中的老么。父親從事農作，個性嚴厲且脾氣火爆，稍有不對就會狠狠地打罵兒女。母親性格溫順隨和又小心謹慎，沒有能力在家保護子女不受具有家長權威又暴力的丈夫所傷害。

父親讓兒女們從小就幫忙做農活，如果犯錯或不認真做，就會破口大罵並加以處罰。永哲從小就很會念書，在哥哥們被強制動員去做農活時，他可以獨自享受非比尋常的待遇。而且託身為老么之福，他也備受寵愛。但是工作多時，偶爾也要幫忙做農活，當他工作沒做好時，也經常被父親責罵。

「哥哥們工作非常辛苦，只有我可以舒服地念書，讓我總是感到很抱歉。因此，從小我只要得了一百分，就會覺得太對不起哥哥們，常常把考卷藏起來。」

儘管哥哥們為永哲感到驕傲，也很疼愛他，但永哲從小就認為哥哥們是因為自己，才會被罵得更凶，所以經常被罪惡感所折磨。

哥哥們因為書念不好，高中畢業後就開始務農，永哲因為書讀得好，在首爾的國立大學讀書。永哲因為只有自己讀大學，內心對哥哥們更加愧疚。他為了不成為哥哥們的累贅而努力學習，一邊拿獎學金，一邊讀大學。

永哲畢業於別人都十分羨慕的頂尖大學，但他即使已經在上班，卻總是覺得自己不夠自信，又沒有出息。他覺得自己或許比較會念書，但是其他事情一點都不會做，內心經常有種沒有人喜歡自己的不安感。

◐將世界上所有不幸都攬在身上的「成功後憂鬱症」

永哲可說是典型的「成功後憂鬱症」。成功後憂鬱症是指本來應該帶來快樂和幸福的成功，反而引發不安與憂鬱，以及罪惡感的情況。這種患者認為自己沒有資格享受成功，是被慢性內疚感所折磨的人。因為具有總覺得自己犯了什麼罪的想法，所以為了贖罪，他們不會拒絕辛苦的工作，甚至還會包攬下來。

他們呈現出「道德受虐狂」（moral masochism）的傾向。所謂道德受虐狂是指因潛意識裡的罪惡感，而承擔辛苦的工作，無法讓自己放鬆下來的情況。他們無法忍受自己的快樂和喜悅，反而把不幸理想化，猶如獨自背負世界上所有艱辛工作般的生活時，他們才會感到滿足。正因如此，很多人都在成功的門檻上倒下，並一再重複失敗。

佛洛伊德在對「被成功摧毀」患者的分析中指出，他們具有潛意識的罪惡感和想要受到懲罰的欲望。對他們而言，成功的意義不能凌駕於父親之上，因為，如果成功，將有可能被父親處罰並失勢。此外，成功也意味著要脫離依賴父母的狀態，必須長大成人並獨立。換句話說，如果幼時與父母的分離與個別化過程中出現問題，無法從父母那裡獲得心理上的獨立時，他們會害怕進入負責任的成人狀態。在父母的保護傘下可以躲避風霜雨雪，一旦沒有了那把傘，必須一個人避開困境，會讓他們不知所措。

以永哲來說，他面對著嚴厲可怕的父親，是在畏縮怯懦的狀態下長大成人。他說自己不曾被父親稱讚過，只會聽到「不能」的聲音。永哲因為不知道父親何時會爆發怒火，因此一直小心翼翼地生活，為了滿足父親，無論如何都必須成為模範生。

在永哲的潛意識裡，雖然對暴君般的父親非常憤怒，但是無法學到處理這種憤怒的方法，反而因為非常害怕一旦跟父親頂嘴，會受到無比可怕的處罰，只一味地壓抑。此外，對為子女而辛苦一輩子的父親發火這件事本身，也會讓他深感內疚。同時，他對自己的表現勝過哥哥們，也有很深的罪惡感。

對這樣的他來說，舒適和快樂是不能享受的，成功也是一件可怕的事。因為凌駕於父親之上時，激怒父親的危險性很大，也可能會刺激哥哥們的嫉妒，而有遭受到報復的風險。

◑「請先與嚴格的超我和解」

現今社會中，有為數不少的人患了無法對自己的成功暗自感到開心，反而覺得害怕的「成功精神官能症」，其中還出現了「自我挫敗型人格障礙」（self-defeating personality）現象。所謂自我挫敗行為，是指在學業或其他成就方面重複失敗之事。舉例來說，功課好的人，每逢重要考試就會失常，或是平時認真解題，但考試時總是重複著「忘記解最後一頁題目」等行為。有些患者在認真完成報告或作業後，會把封面貼上其他的標籤，以期獲得不及格分數，有時甚至會把收尾工作搞得一塌糊塗。

這些行為背後，有著妨礙成功、自我懲罰之意。但是更重要的是，盤踞在背後的是自戀性格特徵與戀母情結前期的矛盾。亦即，以與母親的分離及個別化尚未完成的狀態下，就與母親處於對立關係的狀態。此時，成功意味著獨立，代表必須從母親那裡分離出來。再加上這是母親一直以來盼望著的成功，最後他還是必須屈服於母親。因此，具有這種性格特徵的人，會想透過失敗來贏得與母親之間的抗爭。

或許不太能理解，但其實我們的內心是如此複雜，甚至到了讓人啼笑皆非的程度。任何人都應該高興和自豪的成功，卻因為罪惡感而變成恐懼和不安。也可能是因為對成功的潛意識有了芥蒂而產生自我束縛。

若欲克服「成功後憂鬱症」，首先須與自己過於嚴格不允許快樂的超我和解。像永哲這樣，嚴厲又可怕的父親的形象，在他的超我占有一席之地時，就只會活在自己被監視及被批評的感覺當中。他不是以自己的視線，而是以父親的視線，來看待自己並進行自我批判。事實上，所謂的精神分析，也可說是一個將過於強大且沒有彈性、具有虐待性的超我，轉換為具容納性及現實性的超我之過程。

超我若過度強大，我們就變得悶悶不樂。因為在這個世界上，沒有一個人能滿足這個強大超我的理想。那樣的超我會引發不必要的罪惡感，以及對處罰的恐懼，甚至誘發對處罰的欲望。此外，被這種負擔所壓抑的人，必然會變得無精打采且憂鬱。

我們需要有顆寬容的心，能夠對一般的失誤睜一隻眼閉一隻眼，進而激勵自己下次做得更好，而且也必須要能夠接受自己擁有享受充分幸福的權利與資格。

獨自用餐的憂鬱／孤獨

單身家庭的時代到了。獨自吃飯、單身經濟（Solo economy），甚至連單人五花肉專門餐廳都出現了，時代真的變了很多。一個人完全可以享受生活，即使不和家人一起生活，也不會感到不便。不，或許因為是單身，所以更不用費心，覺得心裡更加舒坦。在育兒、家務、家族的婚喪喜慶中，也不需浪費精力和時間的單身族的生活，在出生率下降、離婚率急劇上升的今天，怎麼看都像是人生的正確解答。

「吃晚餐的時候，要是能看著真人的臉，取代智慧型手機的畫面就好了，真的很久沒有如此了。」

「前幾天朋友到家裡來，說是收到了父母送來的年糕湯，所以把它裝在保溫盒裡分裝給我，我聽了突然就掉下眼淚。一碗年糕湯根本無法叫外送，在外面買著吃也很尷尬，而且其實也不是記憶中的那個味道。但是一個人做來吃，感覺也很淒涼……我很感謝朋友的心意，不，我一個人實在太難過了，所以流下了眼淚。」

原本覺得一個人也無妨，但是一碗年糕湯就突然讓人感到一個人的不便與孤單，瞬間與孤獨正面相對。目前為止一直迴避的孤獨、寂寞和憂鬱，一下子全部浮現眼前，讓他心痛了許久。

◑渴望有伴的三十八歲單身漢的告白

「一個人也沒關係，一個人也足以幸福」的話，支援和支持著這些人。我同意「喜愛享受一個人的時光，才能夠充分品味幸福，才是真正幸福的人」這樣的說法。但是，「反正人生終究都會是一個人，即使獨自一人也要堅強地挺住」這句話是否又太過頭了呢？即便感到寂寞也不能依靠某個人，這種強迫感可能會讓孤獨的時間和痛苦更巨大。

身為三十八歲的單身漢，我從去年開始經常被患者問起「為什麼還沒有結婚？」有趣的是，周圍的熟人或朋友反而小心翼翼地不忍心問，而患者們則會突然相當直率地提問。甚至問說：「該不會是你眼光太高，講求門當戶對吧？」「你只喜歡遊戲人間嗎？」「難道你喜歡男人嗎？」等等。然而，事實並非上述這三種情況，為什麼至今未婚的原因，我自己也不清楚。直到三十二歲為止，我都一直盼望能與初戀重逢。但是對方結婚後，就此斷念，因為錯過了這段姻緣，所以彷徨了三年左右，並且認真地考慮就此獨自終老一生。

三十六歲以後，我突然覺得很孤獨，而且也希望能和某人一起生活，所以冷靜地進行自我評估。

我問自己：「是否已經成熟到可以承擔起一個家庭的責任？」「是一個善良的好人嗎？」然後，面對著自己長期壓抑的自卑感和自慚心理，隨之而來的是諸多的自責和後悔。「為什麼錯過了那個人？」「為什麼不提起更多的勇氣？」對於已經逝去的愛情戀戀不捨又頻頻回顧。「為什麼人生不能更發光發熱？不能更懂得盤算呢？」對自己的整個人生產生動搖。此外，我還卑鄙地辯稱，原因就在於之前接觸到很多患者的離婚、痛苦、傷心、鬱悶的事情，所以讓我無意間產生了對婚姻的恐懼和消極態度。然而，隱藏在那麼多辯解和合理化的背後，雖然我口中說著「我喜歡一個人」，但是其實我不喜歡一個人，真的非常討厭一個人，因為那是如此孤獨而令人害怕。

我為什麼是孤家寡人呢？是欠缺了什麼才導致單身嗎？在下班途中，看著朋友們在社群網站上傳的個人簡歷中，貼著跟老婆和孩子全家一起旅行的照片，獨自走回家時，就會不自覺地感到憂鬱而心痛起來。身為精神科醫師，平常我都在安慰別人，治療他人的心，卻無法填滿自己內心的空虛，擔心自己是否會孤獨地終老一生，甚至產生了恐懼感。

「強化自尊心，愛你自己。」「你不是沒辦法結婚，只是『還沒有』遇到一個值得全心全意去愛的人。」

就像給患者的建議那樣，我也給自己打氣，但是這並沒有帶來多大的安慰。我並非期待遇到一個多麼完美的對象，也不是想要一份地老天荒的愛情，為什麼遇到一個可以「作伴」的人，竟是這麼的難？我加入了一些同好會後，在社群網站的朋友增加了數百人，然而，即使比現在賺更多的錢、更出名，有什麼可以代替有人「作伴」的充實感呢？

結了婚、有了孩子的朋友們反而告訴我：「真羨慕你一個人！」「假設你一下子就結了婚、生了孩子，變成三口之家看看！在不到一個月的時間裡，你可能就會想要再次回到單身了。」他們盡是說些身在福中不知福的話。我不知道他們這麼說，究竟是出自真心，還是只是為了安慰我而已。曾經深刻地體驗過獨處的時光所帶來的孤獨和寂寞的人，肯定能夠瞭解這種感受。

那些嚷嚷著「我一個人也很好，不，我一個人更好！」的人，應該試著認真地反問自己看看。

「我不寂寞嗎？真的一個人也可以嗎？」

如果需要某人，就可以說「我現在覺得很累」，然後依靠著那個人。雖然不是從黑髮變成白髮為止，都要緊握著雙手走過人生的下半輩子，但是，只要能夠暫時靠在某人的肩膀上，我們就完全可以從憂鬱的谷底重新爬起來。

試著去聯繫一下國中、高中同學等曾經共用人生某個瞬間的朋友也不錯。如果能夠找到那些讓他看到我的缺點和眼淚都無所謂的人，即便將我的一切暴露無遺，也不進行評價或判斷，而是在我身邊默默地傾聽我的故事的人，那就向他伸出手，緊緊握住他的手吧！然後慢慢地拓展一起「作伴」的道路，並且走入世界，說不定有一天就會遇到盼望已久的另一半，成為完整的「人生伴侶」呢？世界上所有的單身人士們，加油吧！我不是以醫生的角度，而是以盟友的身分，奮力為我們大聲吶喊著加油。

—星期天下午一點—

一個人可以不感到孤單嗎？

若是開心時和別人分享快樂，悲傷時得到別人溫暖的安慰的話，就會更加快樂，悲傷也會明顯減少。久缺這種可以分享心情的對象時，似乎會由於是單身的緣故而變得更加憂鬱。

人類可以一個人而不感到孤單嗎？

朴鐘錫：我因為單身，所以感到很孤獨，希望能夠趕緊找到一輩子的伴侶，生個漂亮的孩子，過著五彩繽紛的人生。但是卻不能如願，所以總覺得有點焦躁，甚至有些憂鬱，好像有些什麼東西停留在未完成、不完整的狀態。

編輯：人如果單身的話，就是不完整的存在嗎？從精神層面來看，一個人不可能是完整的存在嗎？

金惠男：兩個人也不完整啊！即便兩個人也不可能完整，而且，還有些人認為就算有伴，也跟一個人生活一樣缺乏情感交流。

編輯：如果兩個人也可能感到孤獨的話，為什麼人類會想要選擇與某個人建立關係來生活呢？我周圍有很多黃金單身貴族，雖然他們把結婚當成一生必須達成的任務，但是都不能如願以償，所以感到很憂鬱。即使有人勸告他們說：「有伴時的孤獨感，比獨自一人時，更令人難受。」他們也會說：「即使如此，我也想結婚。」人類真的沒有愛就活不下去嗎？

金惠男：人類在所有哺乳動物中，是出生時發育最不成熟的。直到三歲為止，都必須由父母來餵食或幫忙清洗，幾乎沒有任何一件事可以獨立完成。無論是為了生存，還是為了思維的成長，人類都絕對需要與他人維持關係，是一種天生的關係導向型動物。

編輯：人類不能獨自變得完整嗎？

朴鐘錫：人本來就不可能完整。一個人也好，兩個人也罷，結婚也好，不結婚也罷，都難免會感到孤獨和匱乏。即便如此，如果相愛的話，兩個人是不是會減少許多這種感覺呢？

金惠男：哪有什麼動物像人類一樣矛盾呢？思想和感情是各行其事，感情和行動也是背道而馳，而且想法之中也有複雜的分支。將這些綜合起來，形成自己的認同感，似乎就是人類的發展過程和使命。但是直到死亡為止，它都無法實現。我們會一直致力於此，至死方休。然後，在臨終的那一瞬間，才領悟到「啊！原來我是個不完整的人呢！」

編輯：沒有戀人或配偶，或者沒有共同生活的家人，獨居的人感到憂鬱的時候，想要克服這種情緒，應該怎麼做呢？在孤獨或悲傷的時候，我會持續聽一些悲傷的音樂。一邊聽著悲傷的音樂，一邊盡情地哭泣後，就會覺得舒服一些。

金惠男：如果一直聽著悲傷的音樂，就會更加傷心。從音樂治療的觀點來看，只有從悲傷的音樂逐漸轉換成明快的音樂，才能有效地克服悲傷。若要運用音樂進行心理治癒，選曲時必須相當重視節奏，假使隨機安排的話，將無法達到期待的治癒效果。唯有以從悲傷轉換到稍微明朗等高低起伏的曲風安排，才能調整好情緒。

編輯：為了克服憂鬱，朴鐘錫老師推薦採用什麼方法呢？

朴鐘錫：我最常推薦患者將心理問題透過肉體活動來解決的方法。運動，特別是和別人一起運動，會有很大的幫助。事實上，在我感到憂鬱的時候，也會採用這個方法。

我曾經因為太過痛苦，兩天一夜都沒吃飯，只有聽著悲傷的音樂在床上不斷哭泣。但是在某個瞬間，我覺得自己無論如何都不應該這樣。所以決定出去踢足球，就這樣勉強自己去踢完足球後，心情就變得開朗起來了。

金惠男：即使我們是勉強在笑，大腦也會被騙過去。大腦會感覺到「啊！心情真好呢！」所以實際上心情就因而好轉。

朴鐘錫：我從小就很喜歡花。當然現在也愛花。特別是當我真的很憂鬱又難過的時候，如果送花給人或收到別人送的花，心情就真的會好起來。當我的情緒變得劍拔弩張，一觸即發的時候，如果有人送花給我，我就會暫時平靜下來，並且感到幸福。哪怕只是稍微平靜一點點，試著別讓憂鬱的情緒溢於言表，哪怕只是暫時的，只要注入正面的情感，肯定會有效果。若是能夠做些無關緊要的瑣事，感受到快樂和幸福感，就可以逐漸減少憂鬱感，然後在某個瞬間會明顯地感覺到「啊！我正在好轉呢！」

編輯：對於一個人來說，雖然可能存在天生的孤獨感，但是根據個人的情況或處境的不同，孤獨的重量會不會有所不同呢？即使是單身，也不是所有單身人士都一樣吧？

金惠男：是的。雖然有些單身貴族擁有穩定的工作和出眾的外貌，經濟上也很寬裕，但是也有些單身人士全然不是如此。後者往往年紀漸長之後，還是沒有像樣的工作，而且不斷地找工作，然而總是不如意，也沒有足夠的積蓄。

編輯：沒錯。像這種人，當他們被困在自己的空間裡時，該怎麼辦呢？

如何才能減輕他們的那種憂鬱感呢？

朴鐘錫：不管是男人還是女人，無論年紀大小、工作好壞與否，只要你下班後沒人約，最後都會是一個人。不管情況或處境如何，一個人的時候，難免會覺得這個世界上只有我被拋棄，我什麼也不是，覺得自己被孤立的感覺。我在沒有任何約會的時候，也是被這種孤獨所折磨。

編輯：最近由於社會變化，單身家庭激增，他們最大的情緒憂鬱可能就是孤立感。如果不刻意跟別人約好聚會，可能就會淪為一個人，如果他們不希望感到孤獨和憂鬱，該怎麼辦呢？

金惠男：雖然一個人很孤獨，但即便如此，不管是誰來約，我都不太會出去，好像是想避開所有人。

朴鐘錫：只要有人持續邀約，我就會出去，而且會等著別人來約我。

金惠男：有些人雖然是單身，但是工作很穩定，也很有自信，且受人尊重的話，只要朋友或同事邀約，通常都會樂意赴約。不過大部分平凡的單身人士，當年齡越大時，外貌、經濟能力、競爭力也會越來越差。如果不是從事具備專業技能的工作，在社會上立足的機會就會日益減少，自尊心也會降低很多。那種情況下，即使朋友們邀約也不太想出去，而且見一了次面之後，反而會更加憂鬱。

朴鐘錫：因此，即便是在這種情況下，就算勉強也要振作起來，試著與某人見個面。如果因為不想出去，因為不想見某人而總是待在家裡的話，可能會產生更大的憂鬱感。

而且一個人獨居的時候，身體要清洗乾淨，頭髮也要梳整齊，經常照照鏡子，維持起碼的清潔，我覺得這很重要。事實上，在因為憂鬱症到醫院就診的人中，有不少人幾天不洗頭也不換內衣等，對自身置之不理。

然而，無論是一個人還是兩個人，會陪伴著自己到最後的人，終究只有自己。

根據我的經驗，即使是悲傷、憂鬱得要死，也要起來洗漱、吃飯、運動、打打電話或接聽電話，這才是恢復正常的開始。唯有如此，無論是多巴胺還是血清素才能出現在體內。為了重新找回自己生命的律動感，至少應該主動邁出第一步，不然的話，人生就太疲累了。

金惠男

朴鐘錫

給再怎麼難過也不會流淚的你／不會哭泣的人

「即使孤獨、悲傷，我也不會哭。我忍了又忍，有什麼好哭的？」

《小甜甜》卡通的女主角小甜甜，每當感到孤獨、悲傷和寂寞的時候，就會和鏡子裡的自己聊天，然後自我暗示說：「笑吧！甜甜！笑吧！甜甜！哭的話，就是太傻瓜！笑吧！甜甜！。」

不知從何時起，韓國社會開始陷入「強者不哭」的偏見之中。難怪男人一生只允許哭三次——出生、父母去世、咬到舌頭時。除此之外，若是哭的話，就是沒出息的男人，是個孬種。

「你在哭嗎？」

「我沒有哭。」
「唉，你哭了吧？」
「我沒有哭！」
長大之後，就更加吝嗇於流淚了。因為覺得看了悲傷的電視劇或是電影而哭的模樣很丟臉，所以努力忍住眼淚，即使感到委屈、憤怒，眼淚都快要流出來了，也咬緊嘴唇堅持不哭。因為大家都認為大人流淚就是軟弱和丟臉的事。
當有人悲傷地哭泣時，我們也會安慰他說：「不要哭，要戰勝它。」看到在路上摔倒而哭泣的孩子時，也會趕緊跑過去告訴他說：「停！堅強的人不哭。」
然而，那樣藏著眼淚，忍住哭泣之後，到頭來就會成為想哭也哭不出來的大人了。

◑穿著玻璃盔甲的冰公主秀英

秀英是二十九歲的未婚女性，也是職場上公認的明日之星。她不僅精明能幹，而且好勝心強，所以一旦擔任某項職務，就會做得盡善盡美。不過，她經常聽到同事、朋友，甚至家人說她很冷酷。似乎就算被針刺到，或是受傷流血，連一滴眼淚也不會流出來，感覺非常冷漠和無情。「現在想想，自從過了青春期之後，我就沒有哭的印象。不知從何時起，我不再感到悲傷或憂鬱。」

她從小就不愛哭。就算跌倒了，流血了，也自己站起來搽點藥就好。看著大家哭成一片的悲情電影，她還是一臉面無表情。而且，即便再苦再累，她也不會開口請別人幫忙。這樣的秀英，讓周圍的人都覺得她是個既冷漠又好強的人。

秀英是兩女一男中的長女。身為大學教授的父親個性嚴謹，不僅對妻子，就連對子女也是冷若冰霜，再加上他只要一生氣就很火爆，讓家人在恐懼中瑟瑟發抖。

雖然秀英的母親是藥劑師，但是為了撫育子女而辭掉工作。她母親屬於野心很大、不願服輸，且情緒起伏大的人。她非常熱衷於教育，為了子女的學習，她不惜任何代價。特別是對長女秀英的期待很高，每當遇到傷心的事時，她總會向年幼的秀英傾訴，並經常吐露對丈夫的不滿。也許正因為如此，從小秀英就覺得母親如此辛苦，都是因為父親太差勁，所以非常討厭父親。

秀英的父母經常吵架，一吵架就像家裡爆發了戰爭，氣氛變得殺氣騰騰，緊張萬分。母親一生氣就會不斷咆哮，因此父親經常毆打母親，動不動就把家具都打壞。父母之間的戰爭結束後，母親總是病倒在床，他們三個小兄妹只能自己煮泡麵來解飢，甚至還得照顧精疲力竭的母親。也許是因為這種事一再發生，秀英從小就覺得自己應該保護母親。而且為了能讓母親高興，她非常用功讀書以保持第一名的成績。

母親希望秀英成為一名醫生。她經常告訴秀英要立志行醫，並且經常拿秀英和親戚或周圍的人比較，鼓勵秀英更加努力學習。而且，只要秀英成績稍有下滑，她就會立刻露出失望的神情，對秀英也變得很冷淡。為了保持優秀的成績，秀英埋頭苦讀，當然，她也認為自己想當一名醫生。

幾個月前，秀英為了擺脫母親，甚至在公司附近找了間單身套房，宣告要獨立生活，但是在秀英的心中，母親的意見總是取代自己內心的聲音。在接受心理諮商時，每當問她「妳為什麼這麼想」，她大多回答「媽媽是這麼說的」。秀英就像被鬼魂奪去靈魂，就像被母親奪走自己靈魂的人。失去自己心聲的秀英總是空虛不安，甚至對母親產生憤怒的情緒。

秀英的內心深處，對於總是任意擺布和左右著自己、想讓自己成為附屬物的母親，有著深深的憤怒感。但是這種憤怒十分危險，只要稍有表露出來，就有可能面對失去母親的風險。此外，秀英對於不能保護自己的冷漠的父親，以及強勢的母親，具有強烈的憤怒和猜忌，但是這些情感也是無法表露出來。

「為了不產生讓我感到痛苦的複雜情緒，我無條件地埋頭苦讀。唯有如此才能變得更強大。因為功課好，所以沒有人敢惹我，反而會認可我。」

她不想讓別人看到自己脆弱的一面，因為她認為那意味著屈服。不甘示弱的她把所有的悲傷和憂鬱都收起來，然後為了變得比父母更強大而努力。她唯一能做的就是好好念書。

秀英如此執著於學習的同時，也強烈地反抗自己的情緒。小時候，每當她遇到難以承受的事情時，就會迅速地選擇忘記，並且鎖住自己的情緒。她盡可能地遠離讓自己變得脆弱的憂慮和悲傷，迅速地逃開。她面無表情的臉龐後面，好像有巨大的空虛。和她聊天時，我也會覺得自己心裡好像有個大洞。

◑忍了又忍的眼淚，到頭來竟會反噬我

有些人哭不出來，他們覺得在別人面前哭的樣子很丟臉，認為哭泣的自己很懦弱。只要流下一滴淚來，就好像這段期間挺住的自己會面臨崩潰，於是咬緊牙關忍住眼淚。而且，如果反覆出現這種情況，在某一瞬間，就會變成不論何時想哭都哭不出來。

我們常以為「強者不哭」。但是，這樣哭不出來的人，其實是更脆弱的人。他們因為缺乏堅強的一面，總是想掩蓋自己脆弱的一面，為了掩飾脆弱而試著穿上盔甲，但是那是玻璃製成

的盔甲，遇到無法承受的憂鬱時，反而會讓自己支離破碎。

英國精神分析家哈里．根特立（Harry Guntrip）表示：「比起體認到自己是軟弱的存在，人們寧願認知自己是差勁的存在。」亦即憂鬱的人為了阻止自己感受到軟弱的自我（weak self），會把自己當成具有攻擊性、愧疚感的差勁的自我（bad self）。

脆弱的自我深藏在內心，外顯的我為了保護這種脆弱的自我，會讓差勁的自我出現，並偽裝成愧疚感或憤怒等矛盾情緒。如此這般，人為了保護自己，當情感和態度完全分離時，最終內心會隱藏軟弱無力的自己來自我保護，而外在則會出現緊張得發抖的差勁的自我，以此表達對世界的憤怒。

真正堅強的人不會掩飾自己脆弱的一面。因為即使有那麼脆弱的一面，他們也有足夠強大的承受能力。他們會如實地展現自己的面貌，並且迎風而立。面對悲傷和憂鬱，他們也會認可和接受，健康地宣洩出來，並且戰勝它們。

我們會在各種情況下流淚，諸如傷心、高興、害怕、痛苦、委屈和分離的時候。像這樣的哭泣，對於我們來說，就像笑一樣，是將感情健康地表達出來的重要手段。

從精神分析的觀點來看，哭泣具有情緒宣洩出口的作用，可以沖刷掉我們心中的憤怒和攻擊性。小時候，我們遇到不如預期的事情就會掙扎著大聲喊叫、嚎啕大哭，藉此發洩自己內在的憤怒或恐懼。但是長大成人後，我們哭泣的時候反而是全身肌肉呈現鬆弛的狀態。人在哭的時候交感神經會低下，副交感神經會活躍，如此將具有阻止攻擊性，以及透過危險行動或動作釋放情緒的效果。取而代之地，攻擊性、恐懼或悲傷，則會透過眼淚此一清澈的分泌物而釋放出來。而且在淚眼婆娑的人面前，火氣會消下來，進而產生想要照顧對方的衝動，所以淚水具有降低對方攻擊性的效果。

另外，哭泣也具有提升適應力的一面。經歷挫折或悲傷的時候，沒有釋放的攻擊性，會透過哭泣這個管道來排出。然而，若是毫無任何理由地抑制自己哭泣時，藉著眼淚來釋放攻擊性及中和情緒的功能，就會受到壓制。此外，未能釋放出來的攻擊性，將會堆積在內部，最終反噬自己。因此，在某個瞬間，就會讓人一下子陷入憂鬱症。

◑ 現在請放聲哭泣吧

柏拉圖把人類的本性比喻作兩匹馬拉的雙輪馬車和馬夫。精神科醫生兼心理諮詢師戈登．李文斯頓（Gordon Livingston）對此描述如下：

「在外人看來，人就像人的模樣。但是，他們的人皮之下隱藏著三種形象。第一種是多頭的怪獸，有的凶猛，有的柔順，可說是欲望和熱情的代表；第二種是勇敢的獅子，是意志的一部分；最後則是作為人類的理性因素。」

柏拉圖認為，人類應該得到獅子的幫助，並且控制好多頭的怪獸，這是人類的最高境界。在此，擁有熱情和欲望的多頭怪獸，可說是依據快樂原則來行動的性慾和攻擊性等本能的要素。獅子則作為意志的一部分，具有攻擊性，而且在被施虐的超我吸收後，會攻擊自己。至於理性則是駕馭情緒和欲望這兩匹馬的馬夫，成為按照現實原則行動的自我。

以秀英為例，她怕自己戴著人皮之下的怪獸跑出來，怕獅子生氣地咬住自己和周圍的人，所以穿著厚衣服緊緊地裹住他們。然而若是如此，不僅這隻多頭獸的凶猛頭部，就連柔順的頭部也會被困在這張人皮之下。而且獅子的意志也會被束縛住，導致她只能依靠別人（媽媽）的意志生活。

表面上看似相當冷漠且不失平常心，能力出眾且看來強勢的秀英，心中有著如此巨大的空虛和憂鬱，連她自己都渾然不知。但是在心理諮商的過程中，她明白了為什麼自己無論取得多大成就，得到多少周圍人的認可，卻總是感到那麼空虛，好像若有所失的原因。

她看待一切事物都沒有情緒波動，無論做什麼事都興味索然，看什麼催淚的電影也總是很平靜。周圍的人只覺得這樣的秀英很冷漠、很強勢，但是任誰也無法知道（連秀英自己也是），在她內心深處的那個脆弱的孩子，是多麼驚恐、生氣及悲傷，而且正在獨自飲泣。

秀英雖然有張漂亮的臉孔，但是卻面無表情。無論她在說些什麼話，都擺出一副撲克臉，連聲音也總是一成不變，沒有高低起伏。回憶起小時候父母親吵架，母親流血而暈倒的事情時，她絲毫沒有情感上的動搖，就像在轉述別人事情似的，講了自己的故事。不過，後來那個纏繞著的線團似乎慢慢地被解開了，她心中的怒火和悲傷，也一絲一縷地釋放出來，於是，看到她的眼睛開始有了淚水。

在進入治療中期的時候，她談及母親對年幼的自己帶來多麼殘酷和巨大的傷害，並且流下了宛如從腹中噴發而出的深沉的哭泣聲。她說自己第一次哭得這麼痛快。

一陣痛哭流涕過後，她臉上的表情開始回復生機，這才感受到自己真實的感情。以前她為了鎖住憂鬱，連快樂和幸福感等其他感情也一併被囚禁起來，但是隨著憂鬱情緒的釋放，其他感情也開始一一解脫出來。這對秀英來說，是一次全新的體驗。

她說她這才覺得活著。雖然記憶和承認自己悲傷的過去，仍然讓她感到有些困難和不便，但是現在她正試著接受這所有的一切，都是自己的一部分。因為如今即使承認了這一點，自己也不再感到羞恥、懦弱，覺得自己像個怪物一樣。

◑眼淚是我純真的心靈

想哭的時候能夠哭出來，這是很大的福報。當我的身體不舒服或受傷時，當我失去某個人時，當我感到羞愧或受辱時，當我覺得自己非常寒酸時，當我突然認為全世界好像只剩自己一個人孤零零地被拋棄時，若是能夠痛快地放聲大哭，心情就會平靜下來。即使什麼事情都沒有解決，但是被堵住的胸口，會像是開了一扇大窗，讓人感到涼爽無比。

哭泣是擺脫痛苦和悲傷的一種方式，就像是嘔吐般的吐出深埋在心底的東西，然後用淚水洗刷掉悲傷的作業流程。如同將灰濛濛的霧霾和汙染物質，洗得乾乾淨淨的大雨一樣。所以，當大哭一場後，我們心中沸騰的悲傷，就會化為泡沫，變成清水，沿著自己的水路，健康地排放出去。

哭泣還具有分享的意義。當我們看到可憐的人時，面對他人的悲傷，我們會深感同情而一同落淚。這樣的眼淚將會淨化我們的心靈，使其回復到純真的狀態。此外，若是有人能夠陪自己一起哭泣，意味著絕不是只有我一個人，藉此我們將會得到重新站起來的力量。

哭泣還有自我憐憫的意義。沒有人能一起做，沒有人能安慰自己的時候，就順著臉頰流下淚來，告訴自己說：「嗯！你很累吧！」這種撫平自己情緒的淚水，會讓我們想起兒時母親撫慰自己的情景，使我們進入沉睡。

檢視著自己傷口的恐懼，是一件非常痛苦的事情。但是在感受到熱淚盈眶的憐憫之情，照拂自己之後，我們才能溫暖地擁抱自己。然後，就可以獲得一種不再逃跑，也不再隱藏，足以去尋找幸福的健康的能量。

Epilogue 朴鐘錫

謝謝，我的憂鬱啊！

最讓我感到鬱悶的人是誰？

家人？婆婆？公司老闆？漂亮或富有的朋友？都不是。對他人的自卑感和憤怒是有限度的。回首往事，最讓我心痛的竟然是我自己。我不斷地比較自己過去春風得意的時候和現在，不斷地後悔自己的選擇，「為什麼到現在還沒結婚呢？為什麼那時候就放棄了在大學附屬醫院任職呢？」

自責與對他人的憤怒不同，沒有時間限制，讓人每天都不會厭倦，反覆著同樣的想法，嘆了口氣，睡了一覺後，又迎來一個愁眉苦臉的早晨。然後想著諸如當初就不應該碰那個事業，不能玩比特幣等等，明知後悔也無濟於事，卻總是一邊罵著自己是傻瓜，一邊嘆著氣，久而久之變成習慣的人，就會總是揪住過去不放。我也是如此。

對於無法專注於當下和放眼未來的人來說，他們完全看不到發展與逆轉的機會，只是不停地反覆強調：「我到底為什麼那樣？」明知無濟於事，卻由於幾番的失敗，而認為自己這輩子已經無望，這段婚姻已經結束，這人跟我不合，並且斷定我們的國家已經走入歧途。

金惠男醫師所說的話中，有一句話讓我印象最為深刻。那便是「憂鬱的反義詞不是幸福，而是生動感。活著就要動，每天一點一滴的變化，才是擺脫憂鬱的唯一方法。」

十年前，我讀了金惠男醫師所寫的《30歲前一定要搞懂的自己》這本書，那時的我，年輕又有自信，相信自己能夠如願以償，確信自己不會患憂鬱症，未來理所當然會很幸福。身為把不成熟和稚氣誤認為是自信的年輕醫師，我對他人的焦慮和憂鬱感，也沒有那麼深的同理心，這真是令人羞愧的事情。

事實上，我三十多歲的人生，與原本的期待大異其趣。工作、戀愛、結婚、家庭等等，沒有一項能夠隨心所欲。原本相信自己一定會被錄取的面試，結果卻總是落榜；事業、投資、股票等等，也都是賠本收場。對於究竟是留在大學附屬醫院還是自行開業，也一直猶豫不決，四、五年過去之後，眼看著風風光光的醫院同期和朋友們，讓我自尊心一敗塗地。

每當日常生活的寂寞成為習慣，當自己也沒有意識到的憂鬱感湧上心頭時，我就會否定現實，並且怪罪別人。然後告訴自己說沒事，這樣就很幸福，不停地安慰自己，卻只有空虛的回聲而已。於是，我赫然覺醒，從憂鬱感中逃了出來。

雖然我開始喝酒、埋首於玩線上遊戲、辭掉了工作去旅遊，但是似乎沒有什麼改變。我討厭患有憂鬱症的自己，並且感到羞愧。好像被人揭穿了自己懦弱的一面，似乎被打上了窩囊廢的烙印，我否定了自己，想從自己的身上逃脫。鬱鬱寡歡的我不僅否認自我，還批判自我。

在我人生中最艱難的二〇一八年，住在大邱的洪植、板橋的哥哥亨燮和嫂嫂夏恩、仁川的宰亨和熙京夫婦們教會了我，即使患上憂鬱症也不會缺少什麼，也可以成為一個好人。儘管我不停地惹人厭煩又窩囊，但是他們始終以忍耐和接受的溫暖態度來包容我，讓我至今記憶猶新。

我們不能重蹈覆轍。對心愛的人留下的傷痕和狠話也是無法收回。我告訴自己不能再這樣下去，下定好幾次決心，卻又總是犯下同樣的錯，然後每天早上在洗手間的鏡子裡，又看到一個意志無比脆弱的人。我恐怕又要感到憂鬱、失敗和挫折了。我用卑劣不堪的言語和行動傷害自己心愛的人，但是現在我知道那不會就此結束。在自卑感的洞穴中疲憊不堪的我，體會到自責才是讓對方和我自己感到最痛苦的事。

為什麼我得不到愛？為什麼我沒能成功？

再也不要有如此的疑問和後悔，而是將一天當成兩天來看，即使今天受挫，也依然可以期待明天，感謝自己所積累的努力帶來的機遇和緣分。憂鬱症教會我的是，能改變自己人生的東西，不是像彩票一樣的奇蹟，或是命運般的愛情，而是每天早五分鐘出門上班，多花十分鐘運動，多多充實自己現在的生活。

我想要感謝的人太多了。金惠男醫師和朴英美社長，還有我摯愛的人智恩。最後，我想對讓我自己體會到生活中所有喜怒哀樂的憂鬱症，表達尊重和敬愛之意。

二〇一九年五月　朴鐘錫

K原創 009

以爲長大就會好了

幸運的人用童年治癒一生，不幸的人用一生治癒童年

作　　者｜金惠男、朴鐘錫
翻　　譯｜何汲
封面／內頁插圖｜有隻兔子

出 版 者｜大田出版有限公司
台北市一〇四四五中山北路二段二十六巷二號二樓
E-mail｜titan@morningstar.com.tw http：//www.titan3.com.tw
編輯部專線｜（02）2562-1383 傳真：（02）2581-8761

總 編 輯｜莊培園
副總編輯｜蔡鳳儀
行銷編輯｜張筠和
行政編輯｜鄭鈺澐
校　　對｜黃薇霓／金文蕙
內頁美術｜陳柔含

初　　版｜二〇二〇年七月一日 定價：三八〇元
九　　刷｜二〇二四年三月十四日

E-mail｜service@morningstar.com.tw
網路書店｜http://www.morningstar.com.tw（晨星網路書店）
郵政劃撥｜15060393（知己圖書股份有限公司）
讀者專線｜TEL：04-2359-5819 FAX：04-2359-5493
印　　刷｜上好印刷股份有限公司
國際書碼｜978-986-179-592-8 CIP：415.985/109004607

填回函雙重禮
① 立即送購書優惠券
② 抽獎小禮物

國家圖書館出版品預行編目資料

以爲長大就會好了／金惠男、朴鐘錫著；何汲譯.
——初版——臺北市：大田，2020.07
面；公分.——（K原創；009）

ISBN 978-986-179-592-8（平裝）

415.985　　109004607